新发突发传染病护理工作指引

主　编　万　彬　张志云

副主编　张　林　温　敏　刘大凤

编　者（以姓氏笔画为序）

万　彬（成都市公共卫生临床医疗中心）　　　陆玲庆（上海市公共卫生临床中心）

文　静（首都医科大学附属北京地坛医院）　　陈　芳（四川大学华西医院）

邓　蓉（四川大学华西医院）　　　　　　　　陈雪宇（成都市公共卫生临床医疗中心）

付　莉（成都市公共卫生临床医疗中心）　　　陈雪梅（四川省医学科学院·四川省人民医院）

冯　静（成都市公共卫生临床医疗中心）　　　林兆霞（首都医科大学附属北京地坛医院）

冯世平（成都市公共卫生临床医疗中心）　　　易云兰（深圳市第三人民医院）

吕春容（成都市公共卫生临床医疗中心）　　　金　燕（成都市公共卫生临床医疗中心）

吕梦玉（成都市公共卫生临床医疗中心）　　　赵　萍（成都市公共卫生临床医疗中心）

吕超群（深圳市第三人民医院）　　　　　　　赵　霞（成都市公共卫生临床医疗中心）

伍　侨（重庆市公共卫生医疗救治中心）　　　段晓菲（成都市公共卫生临床医疗中心）

任　怡（天津市中医药研究院附属医院）　　　柴　玲（上海市公共卫生临床中心）

刘　佳（四川省医学科学院·四川省人民医院）　郭利华（成都市公共卫生临床医疗中心）

刘　敏（四川大学华西医院）　　　　　　　　黄丽君（天津市海河医院）

刘大凤（成都市公共卫生临床医疗中心）　　　童丽涛（成都市公共卫生临床医疗中心）

刘春梅（成都市公共卫生临床医疗中心）　　　曾　慧（四川省医学科学院·四川省人民医院）

孙文秀（上海市公共卫生临床中心）　　　　　温　敏（深圳市第三人民医院）

肖旭珏（成都市公共卫生临床医疗中心）　　　雷丽梅（成都市公共卫生临床医疗中心）

吴春陶（成都市公共卫生临床医疗中心）　　　鲍桂军（天津市海河医院）

余巧林（成都市公共卫生临床医疗中心）　　　谭　娟（成都市公共卫生临床医疗中心）

沈　蕾（上海市公共卫生临床中心）　　　　　谭佳容（重庆市公共卫生医疗救治中心）

张　林（上海市公共卫生临床中心）　　　　　潘建洪（重庆市公共卫生医疗救治中心）

张志云（首都医科大学附属北京地坛医院）　　操　静（深圳市第三人民医院）

人民卫生出版社

·北京·

图书在版编目（CIP）数据

新发突发传染病护理工作指引 / 万彬，张志云主编 .
北京 ：人民卫生出版社，2024. 10. -- ISBN 978-7-117-
37071-4

Ⅰ. R473.5

中国国家版本馆 CIP 数据核字第 2024SC0092 号

人卫智网	www.ipmph.com	医学教育、学术、考试、健康， 购书智慧智能综合服务平台
人卫官网	www.pmph.com	人卫官方资讯发布平台

新发突发传染病护理工作指引
Xinfa Tufa Chuanranbing Huli Gongzuo Zhiyin

主　　编：万　彬　张志云
出版发行：人民卫生出版社（中继线 010-59780011）
地　　址：北京市朝阳区潘家园南里 19 号
邮　　编：100021
E - mail：pmph @ pmph.com
购书热线：010-59787592　010-59787584　010-65264830
印　　刷：三河市宏达印刷有限公司
经　　销：新华书店
开　　本：787 × 1092　1/16　　印张：12
字　　数：255 千字
版　　次：2024 年 10 月第 1 版
印　　次：2024 年 11 月第 1 次印刷
标准书号：ISBN 978-7-117-37071-4
定　　价：69.00 元

打击盗版举报电话：**010-59787491**　**E-mail：WQ @ pmph.com**
质量问题联系电话：010-59787234　**E-mail：zhiliang @ pmph.com**
数字融合服务电话：4001118166　**E-mail：zengzhi @ pmph.com**

前　言

随着人类社会环境、生产生活方式的变化以及疾病流行谱的变化，各种新发和突发传染病不断涌现，且在全球传播和流行。严重急性呼吸综合征、甲型 H1N1 流感、人感染 H7N9 禽流感、埃博拉出血热等一系列传染病严重威胁着人类健康，危害着社会稳定。但面对新发突发传染病，护理人员参与防控的储备及应急能力尚存在不足，因此建立一套反应迅速、高效运作的新发突发传染病护理工作指引，在新发突发传染病事件中及时响应，快速实施，及时救治，对于提高传染病处置能力、感染者救治成功率具有重要作用及价值。

护理人员在临床一线协助诊疗、救治生命、促进健康、减轻患者痛苦等方面担负着大量工作，在防控工作中发挥着不可替代的作用。因此，护理人员在应对新发突发传染病事件时的业务水平和综合素质直接影响着新发突发传染病的防控质量。在充分认识国家新发突发传染病应急防控护理工作体系建设的必要性及紧迫性下，作为承担着主要收治工作和防治任务的传染病定点医院的专业人员，有着丰富的"实战"经验和专业能力，有义务针对新发突发传染病事件总结并制订一套能迅速有序、有效解决突发传染病事件的行动计划和方案，为各级各类医院提供参考及帮助，使之在面临未来新发突发传染病时更加从容。

本书立足于现实，瞄准未来抗疫的实际需求，汲取历次新发突发传染病经验及教训，从临床实用角度出发，参考国家最新卫生法律法规、行业标准、卫生行政部门文件，广泛查阅国内外相关证据指南，紧密结合目前新发突发传染病护理工作的重点和难点，遵循科学性、实用性、先进性的基本原则进行整理汇编。全书涵盖了新发突发传染病护理应急工作方案、护理管理制度、常见症状体征的护理、门诊及各病区具体工作内容及流程、护理人员的职业安全防护、应急期间的人文关怀等内容，详细介绍了紧急状态下的护理应急管理方案，以及护理工作中关键环节的工作内容及流程，并附有清晰细致的流程图，不仅为组织者提供决策依据和部署方案，实现人力、物力的科学调配，而且为一线护士提供全面、规范化的护理行为指导。此外，此书也尤为重视护理人员的职业安全防护，深入讨论并制订了暴露后应急预案，以确保护理工作的安全进行。同时强调对应急期间一线医务人员、医院职工、患者及家属实施人文关怀，为提高护理质量提供有力保障。

本书邀请全国各大传染病专科医院和综合性医院传染病专科的临床护理专家合力编写完成。各位专家充分利用应对突发公共卫生事件和新发突发传染病患者收治方面的丰富经验,整合国内外最新临床及科研资料,充分考虑到实施的可行性,进一步梳理成册。该书编写条理清晰、内容全面、重点突出,具有科学性强、实用性高的特点。希望为各级各类医院应对新发突发传染病提供参考。

　　各位参加本书编写的护理专家们在本职繁忙工作之余,及时、高质量地完成了编写工作,付出了很多智慧和心力,在此一并表示衷心的敬意及感谢。由于编者水平有限,加之时间仓促,难免有错漏之处,故殷切期盼各位读者及医学界同仁不吝指正!

万　彬　张志云

2024 年 5 月

目　　录

第一章

概　述

　　新发突发传染病给人类生命健康、经济发展、社会秩序造成了严重伤害,特别是近年来的新型冠状病毒感染更是带来了前所未有的挑战,它向我们展示了一个生物学和流行病学问题向社会、经济等多领域问题转变的过程,给整个人类社会带来了巨大影响。在这种环境下,对新发突发传染病实施科学、合理的救治与护理,并做好感染防控是公共管理和公共卫生领域所共同追求的重要目标。与人类其他疾病相比,新发突发传染病具有快速传播乃至全球性大流行的风险,并且在未来还将不断发生,只有充分认识新发突发传染病发生和发展的高度不确定性和复杂性,人类才能更好地应对。因此,本章就新发突发传染病的概念、现状、新特征、流行过程及影响因素、护理人员在新发突发传染病防治中的角色与功能进行概述。

一、新发突发传染病相关概念

　　新发传染病是指新的、正在出现的或呈现耐药性的传染病,其人口发病率在过去20年中有所增加或其地理分布有增加的迹象,可对新发现的和以前未知的传染病造成(区域或国际)公共卫生问题的传染病。

　　突发急性传染病是指在短时间内突然发生,重症和死亡比例高,早期识别困难,缺乏特异和有效的防治手段,易导致大规模暴发流行、构成突发公共卫生事件,造成或可能造成严重的社会经济和政治影响,须采取紧急措施应对的传染病。

　　重大新发突发传染病,是指我国境内首次出现或者已经宣布消灭再次发生,或者突然发生,造成或者可能造成公众健康和生命安全严重损害,引起社会恐慌,影响社会稳定的传染病。

二、新发突发传染病的现状

1. 新发突发传染病不断出现　近年来,严重急性呼吸综合征(SARS)、人感染高致病性禽流感、新型冠状病毒感染等新发突发传染病层出不穷。

2. 部分传染病"回潮"　自 19 世纪以来,由于抗感染药物及疫苗的研发和发展,部分传染病在一定程度上得到了控制,例如脊髓灰质炎、天花等。但随着病原体变异,生态改变及城市化、全球化等因素,部分传染病再次回归,发病率在新的地域大幅增加。

3. 新发突发传染病给人类的生存和发展带来了沉重的负担　新发突发传染病不断出现,不仅对全球健康安全构成重大威胁,也给全球经济造成了巨大损失。

三、新发突发传染病的新特征

1. 病原体种类复杂　以病毒及细菌为主要病原体,还有真菌、立克次体、衣原体、螺旋体及寄生虫等。

2. 人畜共患　动物在新发突发传染病的发生上起了巨大的作用,某些疾病原先在动物间传播,发生基因变异后具备了在人群中传染的能力。如艾滋病原是灵长类动物的疾病,疯牛病和禽流感则分别是奶牛和家禽的疾病,埃博拉出血热原是存在于非人类的灵长类、蝙蝠等动物身上的疾病。

3. 赋予疾病负担新内涵　近年来暴发的新发突发传染病显示,新发突发传染病对当今社会的影响是广泛、综合而巨大的,涉及对社会心理、市场信心、外贸、消费、投资等方面的影响。

四、新发突发传染病流行的主要条件及影响因素

(一)新发突发传染病流行的主要条件

1. 传染源　传染源是指体内有传染病病原体生长繁殖,并能将其排出体外的人和动物,包括患者、隐性感染者、病原携带者和受感染的动物。①患者:急性期患者体内有大量病原体生长繁殖,可借助咳嗽、腹泻等症状排出体外,而成为主要传染源。②隐性感染者:在某些传染病中,如流行性脑脊髓膜炎、脊髓灰质炎等,隐性感染者是重要的传染源。③病原携带者:指没有临床症状而能排出病原体的人。④受感染的动物:有些动物间的传染病如狂犬病、鼠疫等,也可传染给人类,称为动物源性传染病。其中有的传染病可在哺乳动物和人类之间传播,称为人畜共患病,受感染的动物是主要的传染源,如狂犬病、钩端螺旋体病等。

2. 传播途径　病原体从传染源体内排出后,再侵入另一易感者体内所经过的途径称为传播途径。主要有以下几种,①呼吸道传播:主要有甲型 H1N1 流感、肺结核、SARS、中东呼吸综合征等。②消化道传播:主要有伤寒、细菌性痢疾、霍乱、阿米巴痢疾等。③接触传播:主要有埃博拉出血热、皮肤炭疽、麻风病等。④血液、体液传播:主要有乙型病毒性肝炎、丙型病毒性肝炎、艾滋病等。⑤虫媒传播:主要有流行性乙型脑炎、登革热、流行性出血热、恙虫病、鼠疫等。

3. 人群易感性　对某种传染病缺乏免疫力的人称为易感者。人群作为一个整体,对某

种传染病容易感染的程度,称为人群易感性。人群易感性取决于该人群中每个人的免疫水平。人群易感性高低受许多因素影响,如新生儿增加、外来人口增多、免疫人口死亡、人群免疫力自然消退、一般抵抗力降低和病原体变异等,有计划地进行预防接种可使免疫人口增加,降低人群易感性。

(二)新发突发传染病流行的影响因素

1. 生物学因素　病原体可出现自发的基因突变,或在外部环境的作用下发生基因变异,原核生物还可以通过接合、转化、转导等途径获得外源性基因,这些均可导致原有的病原体表现出新的毒力,或产生许多新的变异株,成为新的病原体,使其对不同宿主的感染性或毒力发生改变。如基因重配的 H7N9 禽流感病毒跨越种属屏障感染人,导致发病和死亡。

2. 自然因素　生态系统失衡,环境质量下降,对人类健康造成危害。有害物质如废气、废水、废渣、放射性物质等的过度排放,不仅对生态环境造成污染,也会产生新的致病微生物,导致新发突发传染病的发生。

3. 社会因素

(1)城市化、环境污染与战争等:人口增长和日益加快的城市化进程致使人口过度集中,大大促进了新发突发传染病的流行和传播。此外,贫穷、战争等可引起的大规模人口迁徙,使许多人得不到最基本的医疗服务,可造成新发突发传染病传播流行。

(2)不合理用药:包括过度使用抗菌药物和抗病毒药物,可导致病原体产生耐药性,这意味着传统的治疗手段可能失效,造成新发传染病的治疗难度加大,甚至可能导致更严重的疫情。此外,不合理用药还可能导致部分感染者的症状缓解,但并未完全消除病原体,患者在未完全康复的情况下继续与他人接触,增加疾病传播风险。

(3)贸易全球化:贸易全球化带来的国际贸易和旅游的增加,使得人员和商品的流动更加频繁,这为传染病的快速传播提供了途径。同时,全球化导致生态环境和社会经济的变化,这些变化可能引发新的病原体出现,或者使得原本局限于某一地区的疾病扩散到更广泛的区域。

(4)生活方式:人类本身生活方式的改变,如猎食野生动物、个人卫生习惯、国际旅行、户外探险等行为在新发突发传染病的传播中扮演着重要角色。

五、护理人员在新发突发传染病防治中的作用

应对新发突发传染病对护理管理体系和护理人员的应急能力均是重大考验,科学、规范、严格的管理是保障护理团队顺利完成任务和目标的基础,完善的护理制度及流程是进行快速反应和提供优质护理的关键。此外,应全面提升广大护理人员应急救护能力,落实科学防护,提高护理团队的应急准备效能,从而充分发挥广大护理人员在新发突发传染病预防、控制和救治中的作用。

1. 完善应急管理方案,健全应急工作制度　为确保护理人员的安全,保证患者救治质

量,避免交叉感染,应根据国家防控政策、文件、指南并结合临床实践,制订或完善新发突发传染病护理管理方案、工作制度及应急预案,明确在新发突发传染病期间各护理人员的职责和任务,加强协调和衔接,提高护理质量。

2. 感染控制及防护　正确穿戴防护用品如隔离衣、防护服、医用防护/医用外科口罩、防护面屏等;掌握职业暴露的应对方法;熟悉"三区两通道"的布局及规范管理(清洁区、潜在污染区、污染区、医务人员通道、患者通道);掌握正确的消毒方法,包括选择合适的消毒方式、消毒剂种类及浓度配制,并按照规定流程进行消毒;正确对患者及疑似患者尸体进行处理;正确对医疗废物进行分类处置、转运交接等。

3. 病情评估、观察及护理　包括患者的病史评估(流行病学特点、既往史),身体评估(神志、生命体征、症状与体征、皮肤黏膜、营养状况),心理评估、生活自理能力、压力性损伤与跌倒风险等护理安全评估;护理包括隔离措施、基础护理、饮食护理、用药护理、对症护理等。

4. 抢救处置的护理配合　对于新发突发传染病危重症患者,护理人员应注意观察患者的危重症倾向,并做好抢救处置的护理配合,包括无创/有创机械通气的护理、俯卧位通气的护理、镇静镇痛的护理、体外膜肺氧合的护理、主动脉内球囊反搏的护理等。

5. 心理护理　一线护理人员站在防疫的最前线,面对环境与工作的巨大应激,最可能出现一系列心理变化,应遵循"及时评估、动态调节、综合关怀、专业帮助"的原则,及时通过有效的自我调节或专业人员帮助,做好心理调适。在隔离观察的患者中,由于疾病因素、社会因素、心理因素等,容易出现不良情绪,这要求护理人员具有敏锐的观察力,掌握基本的心理护理学知识,及时识别患者的心理危机,觉察患者心理反应与需要,给予适当的关怀与倾听,并采取针对性心理护理措施。

6. 健康宣教　对患者积极开展健康教育,普及新发突发传染病防控知识,指导正确实施手卫生、呼吸道卫生和咳嗽礼仪,保持安全社交距离,避免人群聚集等。在病情允许的情况下,鼓励治疗期或康复期的患者早期运动、合理运动,但应避免剧烈或动作幅度过大的运动。

7. 科研及教学　护理人员在应对新发突发传染病时,运用评判性和循证思维发现临床护理工作中的问题,用循证方法总结临床护理经验,形成新发突发传染病护理科研成果,并在实践中通过应用和检验等方法,不断改革护理服务方式,提高新发突发传染病护理质量,推动护理事业持续发展。

在未来工作中,建议各医疗机构做好"平战结合",进一步健全和完善护理应急预案管理;强化护理人员对传染病的风险识别、院感防控、疾病救护和重症护理等内容的培训和模拟演练;注重培养护士的应变能力、协调能力和慎独的职业精神;完善护士轮转培养和考评机制,探索建立常态化的培训和继续教育模式,全面提升护理团队的应急能力,充分发挥护理人员在新发突发传染病中预防、控制和救治中的作用。

第二章

新发突发传染病护理应急工作方案

在全球化进程日益加深的今天,新发突发传染病以其传染性、传播速度及不可预测性,对公共卫生安全构成了严峻挑战。因此,构建一套科学、高效、迅速响应的新发突发传染病护理应急工作方案,确保在紧急事态发生时,能够即刻启动应急,实现流程的有序运转与高效协同,对加强新发突发传染病护理应急管理工作具有重要的现实意义。

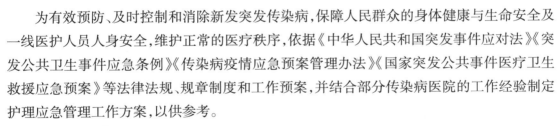

第一节　新发突发传染病护理应急管理工作方案

为有效预防、及时控制和消除新发突发传染病,保障人民群众的身体健康与生命安全及一线医护人员人身安全,维护正常的医疗秩序,依据《中华人民共和国突发事件应对法》《突发公共卫生事件应急条例》《传染病疫情应急预案管理办法》《国家突发公共事件医疗卫生救援应急预案》等法律法规、规章制度和工作预案,并结合部分传染病医院的工作经验制定护理应急管理工作方案,以供参考。

【工作目标】

健全新发突发传染病应急管理体系,明确在新发突发传染病发生时各级护理人员的职责和任务,加强相互间的协调和衔接,提高应对新发突发传染病的快速反应和协调能力,保障人民群众的身体健康与生命安全及一线医护人员人身安全,维护正常医疗秩序。

【工作要求】

各组建立相应工作方案,切实做到领导到位、措施到位、人员到位。加强团队协作,做到统一部署、密切配合、协同作战,发挥整体作战的合力。

【组织机构和职责】

(一)成立新发突发传染病护理应急管理领导小组

组　　长:护理部主任。

副组长:护理部副主任。

成　　员:科护士长、各护士长。

秘　　书:护理部干事。

职　　责:

1. 在上级卫生行政主管部门及专家的领导下,根据医院应急部门的统一领导和指挥,护理部全面负责新发突发传染病护理工作的部署与落实。

2. 明确组织架构及分工,确定各小组成员名单并定期对所有人员的联络方式进行更新和维护。发生新发突发传染病时,所有人员必须保持通信联络畅通。

3. 关注、掌握新发突发传染病的进展,管理领导小组在发布应急响应等级后授权启动护理防控应急方案,负责指挥、组织、协调护理人员开展新发突发传染病的医疗救护工作。

4. 定期召开会议,协调解决医疗救治工作中存在的问题,并根据实际工作需要,及时组织修订应急处理措施、护理工作相关制度、流程及预案,保持其科学性、实用性和指导性。

5. 护理应急管理领导小组秘书负责处理新发突发传染病应急的日常事务,传达领导小组指令,发布护理防控应急方案及护理工作制度、流程;收集、整理新发突发传染病的相关资料,记录全院防控护理日志。

(二)组建新发突发传染病护理应急专项管理组

1. 护理人力资源组

组　　长:

成　　员:

职　　责:根据各病区现有患者总数及护理工作量、新发突发传染病的紧急救援任务工作量、人力数量和结构、病区人力需求等各方面综合评估护理人力需求;组建护理人员储备库,保证护理后备力量充足;同时,还须根据新发突发传染病进展情况及应急期间的护士的数量、能级、身心负荷,做好应急期间护理人力资源规划及预测,动态调配护理人力资源,若本院护理人员不够,应积极向上级部门申请协调,及时寻求外援。此外,护理人力资源组须组织科室对应急护理人员健康状况进行动态监测,保证人员安全。

2. 培训考核组

组　　长:

成　　员:

职　　责:对全院护理人员开展相关法律法规、新发突发传染病相关知识、防护用品的规范使用等培训考核;对应急期间的一线护理人员即重点人群(发热门诊、急诊预检分诊、隔离病区/重症监护隔离病房的护理人员)安排阶梯式、分批次强化培训及考核,提高护理人员自我防护能力及应急能力、评估观察能力、风险防范能力及团队合作能力。

3. 护理质量与安全管理组

组　　长:

成　　员：

职　　责：根据国家防控指南并结合临床实践,制订隔离病区护理管理制度与流程、病区质量管理标准体系;实施护理质量监督管理,保障隔离病区护理质量及护理管理工作有序运行;加强院感督查,建立隔离病区专项管理与督查计划,督查形式可采用现场督查、录像监控等形式,及时分析隔离病区在感染预防与控制(以下简称感控)方面的薄弱点,指导有序开展救治工作,确保院内零感染。

4. 物资保障组

组　　长：

成　　员：

职　　责：与医院后勤保障、采购等部门协调共同建立物资保障机制,保证物资到位且储备充分;根据救治任务、现有物资、各病区物资需求等进行物资需求评估,并确定病区物资调配优先等级;结合隔离病区所需物资清单,根据病房实际收治患者数、工作人员数量、工作量等,确定分发办法,按需配发,签字领取;专人管理防护物资,并分类放置、登记造册、班班交接;协助医院后勤保障部检查病区物资申领与临床使用情况,是否匹配,做到保证需求、不浪费。

5. 设施设备组

组　　长：

成　　员：

职　　责：根据国家相关法律法规、政策和文件,结合疫情制订相应的管理制度并组织实施,保证医疗设备使用的安全和有效;根据医疗救治、疫情防控、隔离病房数量等需要,评估所需设施设备种类及数量,联系采购科实施紧急设备采购,以保障应急工作的顺利进行;协助医疗设备的安装、集成、调试、临床验收、供应、建档、调配、处置等资产管理,落实仪器设备的预防性维护、质量保证等工作,反馈医疗器械使用过程中的各种临床应用信息和不良事件,做好咨询服务工作。

6. 患者护理组

组　　长：

成　　员：

职　　责：制订新发突发传染病状态下病区护理工作计划与目标,并组织实施落实与评价;落实责任制整体护理,做好新发突发传染病的各项护理工作,全面满足患者救治及康复需求;开展专科护理特色,提高专科护理水平;根据国家相关政策、指南及文件落实病区的感染防控及消毒隔离工作。

7. 心理支持组

组　　长：

成　　员：

职　　责：建立护理人员心理支持小组；关注一线护理人员心理健康，及时识别并评估护理人员的心理状况；制订护理人员心理干预措施，开通心理咨询专线或建立微信心理疏导群，有侧重地对应急医护人员进行心理疏导和情绪安抚。

8. 宣传信息组

组　　长：

成　　员：

职　　责：通过医院网站、公众号等媒介宣传新发突发传染病防控知识及法制宣传教育，收集医务人员在突发事件中的先进事迹，做好文字、图片及音像资料的收集整理工作，宣传报道先进事迹。

9. 护理科研组

组　　长：

成　　员：

职　　责：新发突发传染病存在大量未知领域，须边救护边总结，并跟踪分析国内外科研动态，用科学研究成果指导临床实践。

第二节　应急状态下护理人力资源管理方案

护理队伍是抗击新发突发传染病的主力军之一，合理的护理人力资源调配和管理，是确保应急期间医院各项护理工作紧张有序进行的重要环节。

【工作目标】

护理部在院长、主管院长的指导支持下，全面负责全院护理人力资源调配，确保调配护理人员及时、准确、高效地到位，为应急工作的顺利开展提供保障。

【工作要求】

护理部进行垂直管理，统一调配及协调全院护理人员，实行护理部 - 大科护士长 - 护士长三级调配，实行科学配置；从护理人员能力、经验、岗位性质、患者情况综合考虑，动态调整人员配置比例。

【工作内容】

1. 人力需求评估

（1）常态化工作量评估：全院各护理单元，特别是感染病房、隔离病房、呼吸科、监护室现有患者及护理工作量。

（2）紧急救治任务评估：疑似 / 确诊患者数量、疫情发展趋势。

（3）人力数量和结构评估：感染科、呼吸科、ICU、急诊科等重点科室护士、感控员、全院有以上重点病区轮转经历的护士数量，及工作年限、职称、职务分布。

（4）病区人力需求评估：根据工作任务和护理人力现状评估结果，确定护理人力调配优先等级（表2-1）。

表2-1　护理人力优先调配等级

护理人力调配优先等级	护理单元
一级	曾外派参与应急响应的护理人员
二级	发热门诊、隔离病区
三级	急诊科、呼吸科、感染科、ICU、门诊
四级	其他护理单元

2. 应急储备　建立护理人力储备库，储备库应包括护理管理、护理质控、临床专科护士等人员。护理部根据疫情形势对所有应急护士统一管理、培训及调配，若遇大批量收治患者时，可根据实际需求增加应急护士数量以保证护理工作的正常运行。若本院护理人员不足，应积极与上级部门协调申请支援。

3. 体检考核合格后上岗　进入隔离病房前须体检，并进行相关的防护操作考核，合格后方可进入隔离病房。

4. 人力资源安排　根据新发突发传染病的进展情况及隔离病房的所需护士量，进行人力资源配置，应考虑护理人员的年龄、学历、健康状况、职称、职务、岗位、专科、工作性质、工作能力等情况，优先考虑有ICU、急诊科、专科资格证、本地或国家急救医疗队训练背景的护理人员，同时，考虑护理管理人员、临床专科护理人员、护理院感人员、护理办公人员的合理搭配。后期根据隔离病区收治患者的实际情况，及时调整人员，确保隔离病区护理工作能够正常运转。

5. 排班和轮替　护理部制订护士长、护理组长、护士轮转计划，护理人员进行分批次调换，提前公布调换名单，方便各病区护士长安排工作，根据实际情况动态调整。每次调换时，隔离病区内人员须考虑新老搭配，能级搭配，做到每批梯队均涵盖各级各类护理人员（如护理管理、护理质控、临床专科护士等）。

第三节　应急状态下护理质量与安全管理方案

在新发突发传染病防控期间，为提升护理质量，确保护理安全，并推动护理管理工作迈向一个计划周密、组织有序、执行有力、持续改进、评价客观及协调顺畅的良性循环，我们依据《医疗质量管理办法》《"健康中国2030"规划纲要》《"十四五"优质高效医疗卫生服务体系建设实施方案》《全国护理事业发展规划（2021—2025 年）》等政策、文件,同时结合部分传染病医院在实战中的宝贵经验,制订了护理质量与安全管理方案,以供参考。

【工作目标】

通过建立护理质控网络,加强护理质量的核心管理,落实各项规章制度,以问题为导向,科学督导,列出问题清单,给出整改建议,追踪固化落实,保障应急状态下医疗护理安全,确保隔离病区护理质量的稳定与持续改进。

【工作要求】

根据新发突发传染病的特点、相关政策及指南,并结合临床实践,制订护理管理制度与流程、护理人员防护制度、职业暴露应急预案,以及新发突发传染病或疑似患者筛查、留观及护理等工作的标准作业程序（standard operation procedure,SOP）,并采取有效措施加强对上述 SOP 依从性及护理质量标准符合性的督导工作,及时调整护理质量与安全管理方案,保证新发突发传染病患者的护理质量,使护理质控前移,最大限度地减少医院内交叉感染及聚集性传播。在全院护理质量与安全管理有效运行基础上,重点加强门诊、急诊、隔离病区、重症隔离病区的管理。

【工作内容】

1. 根据国家相关法律法规及新发突发传染病相关政策、文件、指南等,对隔离病区护理质量进行综合评估,完善护理管理制度与流程、护理人员防护制度、职业暴露应急预案,以及新发突发传染病或疑似患者筛查、留观及护理等工作相关的 SOP,根据修改后的制度流程,制订统一的护理质量检查标准,全员同质化培训,提高护理质量,保障患者安全。

2. 关注、掌握新发突发传染病的进展,启动护理应急方案,收集、整理防控新发突发传染病的相关资料,调整护理工作重点,组织修订应急处理措施、护理工作制度和流程,记录新发突发传染病事件的护理日志。

3. 完善院感防护制度、职业暴露应急预案等各项院感相关制度及预案。建立专项管理与督查计划,对全院各护理单元及重点科室进行督查,隔离病区可通过现场工作录像监控平台,指出隔离病房在院感防护方面的薄弱点,及时分析指导隔离病房有序开展救治及防护工作,落实整改效果。

4. 重点科室质量管理要针对隔离病区实施护理质量监督管理,在新发突发传染病初期,护理管理实施重点为院感防护、疾病规范救治护理等方面,强化行为管控,切实落实职业防护管理,提高防控意识。隔离病区内每个区域、每个班次设感控员,督查感控工作落实情况,确保护理感控质量。常态化运行后按照病区质量管理标准体系有序组织开展护理质量管理与安全控制工作,保障隔离病区护理质量。隔离病区组织质控小组成员每周质量查房,对重点监控的项目内容进行讲评分析,做好记录。

5. 建立护理安全敏感指标,如非计划性拔管发生率、导管相关性尿路感染发生率、导管相关血流感染发生率等;制订护理质量监测周期,根据监测项目的性质进行每周、每月、每季度监测。根据不同的监测项目,采用适宜的监测方法,如线上与线下查、明查与暗查、日查与夜查、工作日和节假日查相结合的方法,督查全院护理质量管理。

6. 指导、监督、考核、分析、评价护理质量及安全工作,定期召开隔离病区护理质量与安全管理委员会,从质量监测结果中发现问题,并使用根因分析法、鱼骨图等科学管理工具进行护理质量分析,持续改进,并追踪整改效果。

第四节　应急状态下护理人员培训方案

护理人员作为新发突发传染病防控救治工作中的重要力量,开展及时、高效、严格、针对性强的护理培训,不仅能保护医护人员安全,助力医护人员"零感染",同时也是顺利开展救治,保证患者安全的重要基础。

【工作目标】

对应急期间的一线护理人员进行培训,提高护理人员应急处理能力、评估观察能力、风险防范能力、自我防护能力及团队合作能力;培训方式包括理论培训和技能培训,培训内容包括新发突发传染病相关理论知识、院感知识、防护技术等。

【工作要求】

针对应急状态下的护理人员设置合适的培训方案,培训内容应切合工作需求,可采用授课、演练、视频等形式增强培训效果。

【工作内容】

1. 组建培训团队　护理部联合医务、院感、检验等部门,组建新发突发传染病培训工作组,统筹规划培训考核方案和内容,制订具体培训计划、培训内容(表2-2)、考核标准并组织具体实施。培训师资应由有应急或带教经历的院感科专家、医疗专家、护理专家、心理专家等组成。

2. 理论培训

(1)培训形式:理论培训以线上或线下授课形式开展,可根据培训内容制成文档、PPT、视频、流程图、防护手册等,录制的培训视频可在机构内公共平台开放学习。

(2)培训内容:①新发突发传染病相关知识。病原学特点、流行病学、诊断标准、临床表现、治疗及护理要点等。②院感防护知识。个人安全防护、防护用品的使用、病房消毒隔离制度、医疗废物管理、职业暴露的处理流程等。③隔离病区工作内容及职责,如工作流程、工作职责、患者出入院及转区流程、标本的采集及转运流程等。④心理知识。包括护理人员心理素质及患者心理护理等。

(3)考核方法:制作试卷对相关知识进行考核,可通过线上平台以电子考卷方式进行考核。

3. 技能培训

（1）培训形式：技能培训可采用操作视频及现场演练相结合的方式。

（2）培训内容：医护人员暴露在被体液、血液、分泌物、排泄物或气溶胶污染的环境中，属于高危感染人群，熟练掌握个人防护用品的使用是预防感染的有效措施。此外，由于新发突发传染病患者的标本往往具有传染性，因此，技能培训的内容以防护用品使用、标本采集转运为培训重点，培训形式可采用先观看操作视频，熟悉操作流程，再通过教师示范的方法分组培训，学员一对一演练，整个过程相互协作、相互监督。

（3）技能考核：技能操作培训结束后，对护士进行现场考核，重点考核环节为穿防护服、脱防护服、标本采集，可根据操作流程制订相应的考核评分标准。

4. 护理人员心理素质培训 面对新发突发传染病，部分护理人员缺乏足够的认识及心理准备，加上高强度的工作，护理人员容易产生不良情绪，应及时开展疾病预防知识宣教，强调严格防护的重要性。组织心理专家就如何应对负性情绪进行针对性培训，教会护士识别自身情绪问题以及常用的调整情绪的方法如放松训练、冥想、寻求支持等，使护士能够更好地应对各种压力，提高护理人员的心理素质和职业认同感。

5. 情景预练 可利用备用的应急隔离病区进行环境熟悉，包括病区三区两通道、穿脱防护用品流程、患者转运交接、标本采集运送、职业暴露的处置流程等，能将疫情防控的知识与实践相结合，确保护理人员更快、更好地适应工作环境，开展救治工作。

表 2-2 应急状态下护理人员培训内容

分类	具体内容	培训专家
理论培训	新发突发传染病救治	医疗专家
	新发突发传染病护理	护理专家
	个人安全防护	院感专家
	隔离病房的工作流程、工作职责	护理专家
	消毒隔离制度及医疗废物管理	院感专家
	职业暴露的处理	院感专家
	患者出入院及转区	护理专家
	标本的采集及转运	检验专家
	相关政策及法律法规	法务专家
技能培训	防护用品的使用	护理专家
	标本采集	护理专家
心理培训	护理人员心理素质培训	心理专家

第五节　应急状态下设施设备管理方案

设施设备是医院开展应急诊疗工作的重要物质基础,及时做好应急状态下的后勤保障工作,对于保障医护人员和患者安全具有重要意义。

【工作目标】

做好设施设备保障,满足新发突发传染病的临床需要,实现安全和可持续运转,确保临床各项工作有序推进。

【工作要求】

隔离病区设施设备安全有效运行。

【工作内容】

（一）医疗设备管理

1. 建立医疗设备目录　根据新发突发传染病类型建立医疗设备目录,基本配置如下（随新发突发传染病疾病特点、患者病情和病区患者人数动态调整）。

（1）基础类:病床、床头柜、床旁椅、护理车、仪器车、治疗车、抢救车、输液车、污物车等。

（2）医疗救治类:输液泵、注射泵、雾化器、心电监护仪、心电图机、经鼻高流量氧疗仪、肠内营养泵、肢体气压治疗仪、吸痰器、无创呼吸机、有创呼吸机、除颤仪、心肺复苏机、床旁血滤机、体外膜肺氧合机等。

（3）转运类:平车、轮椅、便携式转运呼吸机、负压救护车等。

（4）临床检验类:全自动生化分析仪、血细胞分析仪、实时荧光定量 PCR 仪、化学发光免疫分析仪、尿液分析仪、尿沉渣分析仪、粪便分析仪、微生物鉴定及药敏分析仪、血培养仪、血凝仪、特定蛋白分析仪、血气分析仪、生物安全柜等。

（5）医学影像类:便携式超声仪、计算机体层成像（CT）、数字 X 射线摄影（DR）、磁共振成像（MRI）、数字减影血管造影（DSA）等。

（6）清洗消毒类:过氧化氢消毒机、紫外线灯、智能消杀机器人、病历消毒柜、移动式空气消毒机、医用空气消毒机、床单位消毒机等。

（7）通信设备类:手机、对讲机、呼叫装置、中心监控系统等。

（8）智慧病房类:输液智能管理系统、应急抢救设备智能管理系统、智能配送机器人、远程会诊系统等。

2. 医疗设备配置注意事项　医疗设备配置时,须注意以下 4 方面:

（1）医疗设备的性能能够满足临床的使用需求。

（2）医疗设备的可操作性（为后期考察其使用效率做准备）。

（3）符合院感防护要求。

（4）厂家到货时效（考虑应急的特殊性）。

3. 设施设备的维护与维修　为确保新发突发传染病期间医用设备的安全性和有效性，院内在用医用设备进入隔离病区使用前，工程师须对设备逐一进行预防性维护，检查设备的外观、附件、参数、蓄电池等项目，并及时更换老化配件。对于新购入的设施设备，在进入隔离病区使用前，须完成安装调试及验收，并对使用人员进行相关培训，确保临床使用人员熟练操作使用。

为减少交叉感染风险，维修工程师应尽量避免进入新发突发传染病隔离病区。在隔离病区使用的医用设备发生故障时，工程师须通过科室报修初步判断故障原因，简单故障可通过远程指导使用人员排除故障，附件损坏的可以将新的配件送至缓冲区，由使用人员自行更换。故障不能通过使用人员自行排除的，应直接调配同类设备替换，故障设备暂时留在隔离病区内，等疫情结束经终末消毒后再进行维修。如果发生故障的设备没有可替换的同类设备，必须进行维修时，维修工程师必须严格按照防护标准进行个人防护后，再进入隔离病区进行维修操作。在隔离病区内尽量将故障设备移至远离患者的位置后再进行维修。维修完成后，要对所有带入隔离病区的工具进行严格消毒。

（二）消毒设施管理

1. 空气消毒设施　保证空调通风系统运转正常、系统风量充足、压力梯度适宜。注意设备启停顺序，随时关注设备故障及过滤器压差报警系统。运行维护的具体要求有：清洁区应当先启动送风机，再启动排风机；隔离区应当先启动排风机，再启动送风机；各区之间风机启动顺序为清洁区、半污染区、污染区；管理人员应关注风机故障报警信号、送风和排风系统的各级空气过滤器的压差报警，并应及时更换堵塞的空气过滤器；排风高效空气过滤器更换操作人员应做好自我防护，拆除的排风高效过滤器应当由专业人员进行原位消毒后，装入安全容器内进行消毒灭菌，并应随医疗废弃物一起处理。针对呼吸道传播新发突发传染病，收治在负压病房，有条件的医院可设置负压病房（病房负压宜为 $-30Pa$，缓冲间负压宜为 $-15Pa$），检查压差显示装置是否完好以及负压差是否符合标准，对压力表应定期校正及记录，并按要求定期对负压通风系统进行维护和检测。

2. 环境表面消毒设施　可采用熏蒸设备或喷雾器对环境表面进行消毒，有条件的医院还可以采用过氧化氢自动消毒机、消毒机器人等自动化设备，降低工作人员的工作强度，避免交叉感染的风险。

3. 手卫生设施　所有功能空间均应设手卫生设施，包括洗手池、水龙头、干手和卫生手消毒等设施，水龙头应为非手触式水龙头，洗手池旁须配备洗手液（肥皂）、干手用品、手消毒液等。

4. 污水处理设施　根据医院的规模、性质和处理污水排放去向，选用污水消毒常用的消毒工艺，有氯消毒（如氯气、二氧化氯、次氯酸钠）、氧化剂消毒（如臭氧、过氧乙酸）、辐射消毒（如紫外线、γ 射线）等需要的设施。

（三）信息化设施

1. 信息化设施改造要求 新发突发传染病期间,每个病房在基建改造的基础上进行信息化基础设施的改造,除了满足新发突发传染病患者的收治要求,还须考虑如何尽可能降低工作人员感染风险以及节约防护物资,具体包括:信息化设施的组网布置要满足新发突发传染病患者救治、远程沟通交流的业务需求;信息化设施的设计要满足医患远程沟通、远程会诊需求;信息化设施的设计要满足工作人员和患者远程安全监控的要求。

2. 信息化设施改造实践 医院信息化改造工作包括发热门诊改造、病房改造。发热门诊部署自助机,涵盖了自助挂号、自助缴费、自助检查预约、自助收处方、自助打印报告和病历、自助打印发票、自助打印胶片等就诊全流程的各个环节。病房改造包括网络改造及终端设备部署。

（1）组网布置改造:在组网布置方面,应考虑针对污染区、潜在污染区、清洁区均预留电脑、打印机网点,在污染区内外的医生站均须预留外网网点。通过在病房配备带摄像头的移动终端,医生站配备带摄像头的会诊终端设备,出入清洁区的医生可与病房内的患者进行视频沟通。此外,利用该设备,医生还可以和其他科室、其他院区、外省医院的专家团队实现远程会诊,形成患者—医生—专家多方会诊沟通的应用,有效进行重症患者的治疗。重症监护临床系统作为临床信息系统的组成部分,具有产生信息量大、采集数据及时、共享内容多等特点,在对重症监护病房进行改造时,须保证重症监护仪器可联网采集数据传输到中央监护站,让医护人员可以随时了解患者生命数据,并进行相应处理。为此,病房中每个床位对应预留一个网点。

（2）安全管控改造:在安全管控方面,通过门禁系统实现隔离病房三区两通道的进出控制。工作人员通过刷卡进出,对门禁系统各种设备的运行数据进行实时监控,包括门禁开关状态和读卡信息等,并与消防系统实现联动控制。此外,医护人员从隔离病房进入缓冲间脱换防护服时,可能存在不规范的情况。通过在污染区防护服更换处安装无线高清摄像头,实现感控员远程监控医护人员,及时纠正医护人员的不规范行为,确保医护人员的安全。对于重症患者而言,为使工作人员更好地了解重症监护病房内的实时情况,及时对意外事故作出反应,须在每间重症监护室内的每个房间安装高清摄像头,组成视频监控局域网,并在护士站设立监控大屏,分画面显示各个监护病房的情况。

（四）供电管理

新建的应急医疗设施项目应由城市电网提供至少两路电源,并设置柴油发电机组。有条件的改造项目可由院区变电所(配电室、电气竖井)提供不同的低压母线(配电箱)引两路电源供电,其中一路应为应急电源。运行维护的要求有:检查电力负荷是否符合要求,相应配电柜内的电气元件是否灵敏可靠、有无发热发烫、线路连接是否牢固、连接点有无明显的氧化现象、设备接地是否完好,应急电源运行状态是否良好,备用柴油(汽油)发电机的储油量是否充足等。

（五）氧气管理

患者在治疗期间对氧气需求量较大,医院应增加氧气储备,有液氧储罐的医院要增加灌装频率,采用制氧机集中供氧的医院要做好制氧设备长时间运行的准备,并备齐常用易损、易耗件。

（六）真空泵排气口管理

按照《医用气体工程技术规范》要求,排气口设置不能在地下室,应将排气口引至室外;排气口不应与医用空气进气口位于同一高度,不能设置在上风口,与其他建筑物的门窗距离应大于 3m;排气口设置明显的有害气体警示标识,并划出安全区域;排气口加装灭菌装置,设备选择应考虑排气量,以满足灭菌效率。

第六节　应急状态下物资管理方案

医用物资应急管理是医院正常运行和实现疫情防控目标的基础保证,建立健全新发突发传染病应急物资管理体系,是保证生命安全和维护社会稳定的基础。

【工作目标】

建立完善的医院应急物资管理体系,保证物资有序、高效供给,保障临床工作需求。

【工作要求】

从物资的组织、筹措、调拨、配发、使用等过程进行管理,遵循系统性、科学性、可行性、整体性原则,保证物资有序、高效供给。

【工作内容】

1. 建立应急物资目录　建立应急物资目录(物资目录不限于以下内容),实时动态调整,进行物资准备。

（1）通用治疗类:生理盐水、5% 葡萄糖注射液、10% 葡萄糖注射液、平衡盐溶液、灭菌注射用水、葡萄糖氯化钠注射液、治疗盘、静脉留置针、静脉输液针、输液器、加压输液袋、肠外营养输液袋、无菌注射器、砂轮、利器盒、敷贴、纱布、胶带、医用棉签、乙醇、碘伏、止血带、氧气管、湿化器、氧压表、氧气面罩、氧气瓶、氧气袋、密闭式吸痰管、呼吸管路、简易呼吸器、气管导管、喉镜、换药包、胃管包、急救包、胸腔穿刺包、导尿包、气管切开导管包、清创缝合包、胸腔闭式引流瓶、引流管、引流袋、医用纱布绷带、夹板、血压计、血氧仪、电子体温计、玻璃体温计、血糖仪、身高体重秤、高危药品柜、温湿度计、口服药袋、听诊器、腕带、便盆、尿壶、PE手套等。

（2）药品:药品可结合新发突发传染病的症状进行储备,包括通用治疗类药品、急救药品、新发突发传染病专用药物、医护人员预防性药品(如胸腺肽、γ- 干扰素)等。

（3）防护类:医用防护口罩、医用外科口罩、一次性使用医用帽、防护面屏、防护服、隔离衣、PE 手套、一次性外科乳胶手套、医用防护鞋套、医用正压防护头罩、护目镜、防雾剂等。

（4）标本采集类：尿杯、痰杯、大便杯、量杯、病毒采样管、采血管、采血针、血糖试纸、动脉血样采集器、标本密封袋、空气采样器等。

（5）转运类：生物安全运输转运箱、血液冷藏转运箱等。

（6）生活用品类。①患者物品：病员服、床单、床垫、被罩、枕套、枕芯、棉被、牙膏、牙刷、毛巾、纸巾、拖鞋、纸杯、水壶、垃圾桶、垃圾袋、晾衣架等。②医务人员物品：高低床、床单、床垫、被罩、枕套、枕芯、棉被、拖鞋、洗手衣、吹风机、饮水设备、冰箱、微波炉、垃圾桶、垃圾袋、晾衣架等。

（7）办公用品类：手机、电脑、打印机、A4 纸、对讲机、插线板、办公桌、办公椅、病历车、病历夹、订书机、订书钉、回形针、长尾夹、固体胶、中性笔、记号笔、印泥、文件夹、文件盒、收纳盒、挂钟、铅笔、橡皮、卡纸（绿、粉、红）、白板笔、白板、剪刀、扎带等。

（8）清洁消毒类：扫帚、簸箕、水盆、抹布、拖布、压水桶、消毒剂、喷壶、含氯消毒片、含氯消毒剂浓度测试纸、免洗手消毒凝胶、洗手液、擦手纸、医疗垃圾桶、双层黄色医疗垃圾袋等。

（9）其他：灭火器、发电机、应急灯、穿衣镜、电视机、储物柜、各类标识、氧气筒推车等。

2. 预测物资需求，进行物资储备　疫情前期，适当储备可供一段时间使用的重点治疗、药品及防护类物资，为应急物资采购赢得缓冲时间。综合考虑新发突发传染病症状、门诊量、病房实际收治患者数、工作人员数量等，剔除异常值，预测出不同情况下，各种急需物资的需求量。疫情期间物资紧缺，将采购途径由常规院内供应商，扩展到生产商、电商等线下线上、国内国外多种途径。同时积极寻求其他货源，如接受协会和基金会等慈善机构和社会捐赠，必要时积极向上级单位申请支援调拨。在防护物资配置数量方面，根据工作区域、防护等级要求、医务人员数量和诊疗工作量，精确测算各病区消耗量，从而提前进行储备。根据《国家卫生健康委办公厅关于加强疫情期间医用防护用品管理工作的通知》要求，重点加强符合国家医用标准的防护服、护目镜、医用防护口罩、医用外科口罩和防护面屏等防护物资配置，防护用品均符合国家相关标准。

3. 物资监管和领用　充分利用现代信息技术，构建应急物资需求精准测算平台，实施适时、适地、适量精准保障；结合应急保障工作的要求，构建基于供应链的防疫物资动态监管体系，从应急物资的申领、采购、配送、验收、仓储、消耗等环节进行全流程监管，确保各环节可查询、可追溯、可对比、可分析，保障物资精准投放和使用效益最大化。建立院内智能化物流传输系统，可有效降低院内人员和物资交叉感染风险，提高物资管理综合效率。

新发突发传染病期间，若防护物资紧张，申领科室应根据岗位实际在岗人员名单及班次表，进行按人限额领用，并由领用人、科室护士长、科室负责人三级签字；如有特殊需求，科室须向主管部门、院感科提出申请。在防护物资发放上，应安排专职库管员严格按院感科制订的医用防护用品使用指引或指南进行分级控发，做好发放使用登记。对于其他类物资，则结合病区情况进行配置，确保医疗救治工作正常进行。

第七节　应急状态下省市内、省际间支援医疗队的管理方案

医疗救治体系是突发公共卫生事件防控机制的重要组成部分,为尽早控制疫情,各省市在做好疫情防控的同时积极外派支援医疗队对疫区进行医疗支援;同时疫区医疗机构在接收支援医疗队后,要做好省市内、省际间支援医疗队的管理工作,保证应急救治工作的有序开展。

【工作目标】

外派支援医疗队的机构迅速组建一支专业高效的医疗队伍;接收支援医疗队的机构做好管理协调工作,保证应急救治工作的开展。

【工作要求】

外派支援医疗队的机构及接收机构设置有效的外派及接收方案,做好相应的管理工作,确保应急救治工作的高效有序开展。

【工作内容】

(一) 外派医疗支援

1. 组队时机　新发突发传染性疾病往往具有不可预测性,应在疫情扩大之前,积极全院动员,组建支援医疗队,以备需要之时能立即派出支援医疗队为疫区提供医疗支援。

2. 支援医疗队的构成　组队早期由于支援的任务尚不明确,因此需要组建一支可独立完成疫情防控工作的支援医疗队,建议支援医疗队的医护人员数量能满足独立开设一个病区的人员数量。同时要针对传染病类型,挑选相关专业背景的护理人员。护理支援队须有高、中、初级专业技术职称人员,同时要重视感染性疾病、ICU等专科护士的配比。当确定支援任务时,可按照任务需求进行队伍人员的增减。

3. 支援医疗队的培训　组队成功后,全部成员进行相关理论知识及技能的培训,培训合格方可外出支援,以达到出队即可独立完成护理任务的目标。

4. 支援医疗队的日常管理　组队后,所有的队员进行统一管理,包括每日进行健康状态、心理状态的监测,并对队员进行日常生活管理,确保所有队员保持最佳状态,随时准备支援。

(二) 接收医疗支援

1. 医疗支援的申请　应急预案启动后,当收治患者的数量及重症患者超过本院医疗负荷时,立即向上级主管部门提出外院护士支援申请。根据收治患者的特征,申请有相关专业背景的护士支援。

2. 支援医疗队入病区前准备工作

(1) 接待:专人负责支援医疗队的接待工作,确认支援护士的医院、工作年限、工作科

室、是否专科护士、专科方向、职称、职务等个人信息并进行登记保存。与后勤保障部对接，做好支援医疗队的后勤保障工作，包括医疗队的食宿安排、生活物资发放等。

（2）入病区前体检：支援医疗队入病区前须统一完成相应的体检项目，包括血常规、尿妊娠试验、肺部 CT 等相关检查。所有体检项目符合规定后方可安排入病区。

（3）岗前培训：须对所有支援护士集中进行入病区前培训，重点进行防护装备穿脱、手卫生、职业暴露处理的培训并考核，考核通过才可进入病区。

3. 支援医疗队的病区管理

（1）排班管理：支援医疗队的排班模式一般分为两种。①支援医疗队护士根据相应的专业背景编入不同的病区。支援医疗队设立小组长，统一归入支援医院病区护士长管理。护士长统一安排本院及支援护士的排班，根据床位的设置以及患者的病情程度合理安排人力。排班须同时考虑团队来自不同医院、对工作环境的熟悉程度不一、工作方式的差异性等。②以支援医疗队为单位接收整个病区。支援医疗队完全负责本病区的医疗救治任务。

（2）感控管理：支援医疗队入病区后，由感控员负责支援医疗队的感控管理。感控员在支援队护士入区后，须对其进行相应的感控培训。感控员带领支援护士实地演练病房进出流程，确保无问题后，方可开展救治工作。感控员对清洁区护士感控措施执行情况进行监督。

（3）每日健康监测：支援医疗队护士应每日监测体温、症状及相关实验室检查结果。

第八节　新发突发传染病的现场救治方案

新发突发传染病具有突发性、意外性、群体性或社区危害性等特点，因此及时建立针对性的现场处置模式、提高突发群体性传染病应急处置能力非常重要。

【工作目标】

通过强有力的组织领导，在专家组的指导下，由职能部门分级负责，建立反应及时、措施果断、群防群控的突发事件防治机制，切实提高处置突发事件的能力，保障人民群众的身体健康和生命安全。

【工作要求】

突发群体性传染病的现场救治需要做到紧急出动、及时救治，合理分流、科学转运，通过贯彻落实各种防控措施，确保各个环节的有序运行，要求在短时间达到控制疫情、消除病原、恢复正常生活秩序。

【工作内容】

1. 明确组织领导和分工　首先应明确组织领导和分工，成立突发群体性传染病事件领导小组，统一领导，各职能部门分级负责，成立包括流行病学和临床专家参与的疫情处置领导小组,下设流行病学调查组、医疗救治组、隔离管控组、信息报道组、后勤保障组、协调督导组等,各组加强合作,建立反应及时、措施果断、群防群控的突发事件防治机制。制订突发事件应急程序,根据具体情况制订详细周全切实可行的方案。组织小组成员学习培训,熟悉应急程序,掌握相关的急救知识及技能。保证通信畅通,及时反馈信息。建立责任到人责任制,切实履行各小组的职责,保证疫情应急处理工作的协调运行。

2. 医疗救治、患者为先　传染病医学专家应在第一时间查看患者,根据临床症状和体征结合流行病学史,在最短时间内对疫情作出初步判断,提出临床诊断、治疗措施、进一步的检查手段、标本的采集和保存措施。根据疾病的性质,明确传播途径,及时采取有效的隔离措施和救治方法,做到早发现、早报告、早隔离、早治疗,尽量就地隔离治疗。条件满足时,须在救治现场设置划分出专门的医疗区,因地制宜按照"三区两通道"的标准,即严格区分污染区、潜在污染区、清洁区以及医务人员通道、患者通道,避免交叉感染。没有条件的,要尽快与驻地附近医院,最好是与传染病医院或医院传染科取得联系,争取患者得到及时救治。在整个疫情处置过程中,要密切观察患者病情变化,一般采取就地隔离治疗,当有重症患者出现时,要积极创造条件给予救治,不具备条件时,可在采取严密措施、阻止致病源扩散的情况下转相应医院救治。对于传染病患者、病原携带者、密切接触者要进行严密医学观察,一旦出现症状,要及时给予排查和隔离,做到不漏诊、不误诊。

3. 开展现场调查、控制传播　及时开展流行病学调查对于控制疫情至关重要,要重点查明首发病例发生的时间和地点,明确传染源、传播途径、传播方式、易感人群、发病人数、流行过程等;明确其他病例与首例之间的关系,确定最短和最长潜伏期、平均潜伏期;明确疫情发生、发展的时间、空间和人群分布;发现疫情发展的趋势,评估疫情的严重程度和影响范围。有效隔离是控制传染病疫情扩散最直接、有效的方法,不同传播途径的传染病采取不同的隔离措施。密切接触者尽量单间隔离,并严格限制活动范围,或仅与同室居住的人员一起活动,避免大范围人员流动和集体活动;离开活动范围如到公共洗手间时应佩戴医用外科口罩,返回后正确洗手。

4. 垃圾和污物无害化处理　新发突发传染病暴发后,控制传染源的扩散对于整个疫情的控制非常重要。对病区和隔离区要定时、定期进行消毒。首先控制人员流动,然后按照先重点后一般、先室内后室外、先驻地后野外、先人员后装备、先近后远的顺序进行消毒。室内消毒时,要注意将空调系统和建筑物内部所有空间同时处理,达到有效浓度后封闭。处理后,多点采样检测,必要时重复处理,确保效果。患者离开后,应对其居住的房间、活动的场所、接触的物品等进行全面彻底的消毒处理,以消灭残留的病原体和媒介。必要时,同时进行杀虫灭鼠。患者使用过的物品及排泄物等要进行严格消毒,病区或隔离区生活垃圾要集中处理、统一焚烧或深埋,对生活区的垃圾点要重点进行消毒。对污染的环境、物品、交通工具以及人员要进行消毒。

5. 物资储备和后勤保障　疫情发生后,人员流动受到限制,须有专门人员负责相关物品采购,以保障整个疫情防控过程的顺利进行,主要包括医疗器材,如隔离衣、PE 手套、一次性外科手套、医用防护鞋套、消毒药品及器械;救治患者所需药品;实验室检测所需试剂及耗材等;患者和隔离人员基本生活需要,要统一采购,集中保障。

6. 心理疏导和健康教育 新发突发传染病疫情一旦发生,由于事件本身的突发性、不确定性和危害性往往超出当事人群的认知范围和应对能力,加之活动范围受限等影响,当事人容易产生恐慌、恐惧等心理。因此应及时进行心理干预,实施健康教育。

7. 疫情直报和网络系统 通过网络直报系统及时上报疫情,同时畅通信息渠道,及时了解相关疾病的流行情况。

第三章

新发突发传染病护理管理制度

面对长期和复杂的公共卫生挑战,新发突发传染病护理管理制度是确保有效防控新发突发传染病、提高护理质量、保护患者和医护人员安全的关键因素。因此,一套科学、高效的新发突发传染病护理管理制度对护理管理者至关重要,它不仅能提高护理团队的应急准备能力,还能确保在紧急事态发生时,即刻启动应急,实现流程的有序运转与高效协同,对新发突发传染病护理应急管理工作具有重要的现实意义。

第一节　护理应急管理工作制度

为充分发挥护理部的应急管理职能,完善工作机制,创新工作方式,更加规范、有序、高效地开展应急管理各项工作,根据《中华人民共和国突发事件应对法》和有关规定,制订护理应急管理工作制度如下:

【责任人】

护理部及各护士长。

【内容】

1. 新发突发传染病的应急管理工作应贯彻预防为主,常备不懈;统一领导,分级负责;依法规范,措施果断;依靠科学,加强合作的原则。医疗机构主要负责人应高度重视护理应急管理工作,将护理应急工作发展纳入本单位工作整体发展规划,定期组织研究并解决护理应急工作发展中的困难问题,建立多部门联动机制,改善一线护士工作条件,切实保障一线护理人员福利待遇。

2. 构建统一指挥、专常兼备、反应灵敏、上下联动的护理应急领导小组,建立三级护理应急管理体制(护理部主任/副主任-隔离病区科护士长-隔离病区护士长)或二级护理应急管理体制(护理部主任／副主任－隔离病区护士长)。明确各级护理应急管理岗位人员应有从事应急护理工作的经历或具备相应的护理管理经验的任职条件。

3. 建立应急护理人员准入轮换、排班管理、人力资源紧急调配等制度,根据应急科室特点、收治患者病情轻重和应急科室的护理工作量,按照责任制整体护理的工作模式配置数量适宜、结构合理的应急一线护士。鼓励梳理重点岗位,实施弹性排班,采取有效措施优先保障应急一线护士人力配备及护理需求。

4. 制订以岗位需求为导向、以岗位胜任力为核心的应急培训工作制度。对应急护理人员开展相关法律法规、新发突发传染病相关知识、防护用品的规范使用、隔离病房工作职责及流程等培训和考核,提高护理人员自我防护能力及应急处理能力、评估观察能力、风险防范能力及团队合作能力。

5. 构建有效的应急科室设施设备及物资管理制度,如隔离病区常态化设施设备管理制度、隔离病区应急状态下设施设备管理制度、设施设备进出隔离病区管理制度、隔离病区设施设备跨区域使用制度、隔离病区设施设备维修制度、物资管理制度、隔离病房负压管理制度等,做到统一指挥、统一协调、信息互通,保障应急科室设施设备正常运行与物资充足。

6. 建立健全应急科室管理制度,包括门诊预检分诊管理制度、急诊科管理制度、发热门诊管理制度、发热留观病区管理制度、医疗废弃物管理制度、患者标本采集转运交接管理制度等,并梳理应急重点科室护理流程中的防控风险,依据专业特点,制订针对性的措施,保障应急工作正常有序进行。

7. 建立健全消毒隔离制度、环境物品清洁消毒制度、终末消毒制度、患者转运工作制度等,严格按"三区两通道"划分各区域及流线,分别设置清洁区、潜在污染区、污染区和医务人员通道、患者通道,并有明晰标识及指引,所有人员应严格按规定流线活动及出入,保证"医患分流""洁污分流""不同病种分流";健全院内感染监控网,采用现场检测、视频督查等方式监督工作人员院感防护及清洁消毒情况,确保院感安全。

8. 建立健全患者管理制度,包括入院管理制度、病区患者管理制度、出院管理制度、随访管理制度等,责任护士应落实责任制整体护理,根据新发突发传染病患者疾病特点,生理、心理和社会需求,为患者针对性地提供身心整体护理;患者出院后,根据个体差异制订随访计划,做好康复指导,落实延续性护理服务。

9. 建立健全各级质量控制,完善各项督查制度,有效地防止不良事件和院感事件的发生,提高应急期间护理能力,保障患者安全。

第二节　护理人力资源管理制度

一、应急护理人员准入及轮换制度

有目的、有计划、定向地培养一支训练有素、知识全面、技术精湛的新发突发传染病应急护理队伍，以应对新发突发传染病情况下的人力需求，保证临床各项护理工作顺利落实。

【目的】

规范应急护理人员准入资质及轮换方式。

【依据】

1. 中华护理学会《关于医院护士岗位管理的指导意见》。

2.《新入职护士规范化培训大纲（试行）》。

【使用范围】

适用于拟进入新发突发传染病定点收治医院、方舱医院、临时改建的新发突发传染病病房工作的护理人员。

【责任人】

护理部及病区护士长。

【内容】

（一）准入制度

1. 原则上临床护理工作经验≥5年，年龄<45岁，护师及以上职称。

2. 熟练掌握个人防护知识及技术（一级／二级／三级防护），完成主管部门防护技能培训且考核合格。

3. 身心健康，工作积极，有奉献精神，确保处于未孕状态或非哺乳期。

4. 有政治素养，有团队精神。

5. 排除流行病学史和相关临床症状。

6. 有专科资格证、有本地／国家急救医疗队训练背景、重大疫情护理经验的人员优先。

7. ICU、感染科、呼吸科、内科、急诊科等科室的护理人员优先。

（二）轮换制度

1. 应急护理人员定期轮换。

2. 应急护理人员轮换工作应由护理部根据疫情发展态势及人力资源情况进行统筹安排。

3. 应急期间，执行抗疫任务依从性不佳、院感意识不强等护理人员应强制替换；发现怀孕、身体情况不能胜任抗疫工作、发生职业暴露风险等情况的护理人员应强制轮换。

4. 替换、轮出护理人员按相关文件进行隔离,隔离期间参照新发突发传染病传播特点及诊断要素定期进行健康监测。

5. 轮出人员进入应急护理人力资源库,随时准备应对各类新发突发传染性疾病。

6. 隔离期满,由主管部门查验健康监测结果,符合要求予以解除隔离。

二、排班管理制度

对护理人员进行科学、合理、有效地排班及管理是满足患者需求,保证护理质量的重要前提。排班须按责任制整体护理要求,根据病区患者病情、感染风险级别、隔离要求、工作需要,结合护士的资质能力、工作经验及意愿进行分层次排班。鼓励弹性排班,保证护理工作连续性,确保抗击疫情工作有序进行。

【目的】

充分发挥各层级护士作用,保障护理人力满足抗疫需求。

【依据】

1.《全国护理事业发展规划(2021—2025年)》。

2. 国卫办医发〔2020〕11号《国家卫生健康委办公厅关于进一步加强医疗机构护理工作的通知》。

【使用范围】

适用于新发突发传染病病区工作的护理人员。

【责任人】

病区护士长。

【内容】

1. 护士长负责科室具体排班,须考虑设置院感专班。

2. 护理排班应考虑护理工作量、收治的患者数、疫情发展态势、感染风险级别、新发突发传染病的隔离要求、护士的承担力、不同岗位工作的特点等要素进行配置。

3. 人员结构安排合理、实现能级对应,应根据患者病情、护理级别、各班工作量、护理人员的数量、年龄、职称、专业水平等进行有效组合,尽量保证每班均设有高年资护士进行协助指导,做到优势互补,确保患者安全。

4. 掌握工作规律,根据不同时期、不同时段科室护理工作量,实行弹性排班,做到各班工作井然有序。

5. 根据相关政策确定进入隔离病区的工作时间,建议每日进入隔离病区的工作时间宜为4h,24h内工作时间不超过8h。

6. 每日应配备1~2名备班人员,以应对临时性人力不足(如护理人员身体不适、发生职业暴露等)。

7. 不允许擅自调换班次。

8. 护士长定期总结、考察在岗人员专业护理技术、防护技能、专科护理技能及沟通协调等综合工作能力,动态调整排班。

三、隔离病区紧急状态下护理人力资源调配管理制度

隔离病区是新发突发传染病患者的诊疗救治场所,由于疫情及患者病情复杂多变,隔离病区可能出现人力资源不足的情况,为确保新发突发传染病患者得到及时有效地救治,特制订隔离病区紧急状态下护理人力资源调配管理制度。

【目的】

确保在隔离病区突发事件以及特殊情况下满足临床护理人力的应急调配。

【依据】

卫医政发〔2012〕30 号《卫生部关于实施医院护士岗位管理的指导意见》。

【使用范围】

隔离病区管理人员对管理职责范围内的各区护理人力资源的调配。

【责任人】

隔离病区护士长。

【内容】

1. 隔离病区设二级管理架构(隔离病区总护士长—隔离病区护士长)或一级管理架构(隔离病区护士长)负责隔离病区护理人力资源总调配工作,紧急情况下护理部直接进行调配。

2. 隔离病区应设立护理专科组,包括危重症、静脉治疗、血液净化、老年、营养、伤口造口、新生儿、儿科、助产、产科、手术室等专业,科护士长/护士长按各病区患者收治特点及护理人员不同专业进行人力资源分配,并在病区内调配专业组人员完成专科护理会诊工作。

3. 启动特殊业务流程时(如剖宫产、手术等),应由科护士长/护士长提前调集相关专业护理人员做好应急准备工作,并向护理部报备。

4. 隔离病区发生小范围紧急事件时,由护士长根据本病区实际情况,合理调配各班护理人员。

5. 隔离病区发生较大范围紧急事件,护士长应先在本病区进行调配并向隔离病区科护士长汇报,科护士长根据隔离病区情况统筹安排,同时向护理部报告。

6. 当遇到患者人数激增、隔离病区发生紧急状况等,导致隔离病区人力资源不足时,应立即汇报至护理部,由护理部进行统一调配。

四、医院护理人力资源紧急调配制度

由于新发突发传染病常复杂多变,隔离病区可能出现人力资源不足的情况,为提高医疗机构应对突发公共事件的响应速度和应对能力,保证应急救治工作的正常进行,特制订医院

护理人力资源紧急调配制度及流程。

【目的】

保障新发突发传染病疫情时期护理工作的顺利开展。

【依据】

卫医政发〔2012〕30号《卫生部关于实施医院护士岗位管理的指导意见》。

【使用范围】

各级护理管理人员对管理职责范围内的相应护理人力资源的调配。

【责任人】

护理部及病区护士长。

【内容】

1. 护理部应遵循统筹兼顾的原则,科学平衡紧急救援任务与常规任务的人力需求,根据疫情发展态势和护士的数量、结构、身心负荷,及时动态调整人力;保证质量和安全的前提下实现护理人力使用效率的最大化。

2. 紧急状态下全院护理人员必须无条件服从护理部的调配。所调配人员应熟悉新发突发传染病护理工作内容及流程,掌握基本操作技能,能完成应急科室的各项工作任务,保证护理质量和患者安全。

3. 各科室应备有每位护士的详细联系方式,保持通信畅通,尤其在夜间和节假日,科室内安排的备班人员要求能随叫随到。

4. 应急院区内院内感染暴发须紧急进行整体人力资源替换时,应报备院领导,启动应急院区外人员整体轮换机制。

第三节　应急培训制度

新发突发传染病暴发期间,往往病例数快速增加,救治压力大,护理人力需求量大且十分急迫。为有效开展新发突发传染病的紧急救治任务,提升护士对疾病的正确认知,提高其对新发突发传染病的应对能力及专病护理能力,保障临床护理质量及护士职业安全,特制订本制度。

【目的】

加强应急培训管理,规范应急培训秩序,保证应急培训质量。

【依据】

国卫办应急发〔2015〕54号《国家卫生计生委办公厅关于印发全国医疗机构卫生应急工作规范(试行)和全国疾病预防控制机构卫生应急工作规范(试行)的通知》。

【使用范围】

适用于拟进入隔离病区工作的护理人员。

【责任人】

护理部及病区护士长。

【内容】

1. 通过对护理人员进行应急培训,使其能承担隔离病区的护理工作。

2. 成立应急培训小组,小组成员原则上应具有 10 年以上的临床工作经验或有过应急经历 / 带教经历。小组负责制订护理应急培训计划,包括应急培训考核计划、应急能力考核细则及考核评分标准等。

3. 培训内容应涵盖新发突发传染病相关知识、院感防护知识、隔离病区工作职责及内容、重症患者的救治和心理援助等;同时,应加强法律法规和应急预案的培训,确保护理人员能高效完成应急任务。

4. 所有人员均以脱产形式参与培训。理论培训采用线上和线下相结合的方式,操作培训采用现场演练、操作视频以及情景模拟相结合的方式。

5. 考核为试卷和操作相结合方式。

第四节 隔离病区设置及设施设备、物资管理制度

一、设施设备管理制度

隔离病区设施设备管理是隔离病区正常运行、患者生命安全的基本保障,有序、高效的设施设备管理工作不仅为患者生命保驾护航,还能提升医疗机构突发应急管理工作效率。

【目的】

规范隔离病区各种设施设备进出要求及流程,避免交叉感染,保障患者及工作人员安全。

【依据】

1. GB/T 42061—2022《医疗器械 质量管理体系 用于法规的要求》。

2. WS/T 367—2012《医疗机构消毒技术规范》。

3. WS/T 512—2016《医疗机构环境表面清洁与消毒管理规范》。

【使用范围】

隔离病区及发热门诊等护理单元。

【责任人】

1. 隔离病区护士长。

2. 设备科。

3. 后勤保障部。

4. 第三方公司。

【内容】

（一）隔离病区常态化备战状态下设施设备管理制度

1. 隔离病区常态化备战状态下设施设备由隔离病区护士长负责管理。

2. 设施设备应分类造册,建立台账,定期整理。

3. 科室与设备科、后勤保障部、医院签订协议第三方维保人员共同制订设施设备的维护、保养及校验计划,确保功能良好。

4. 急救仪器应建立专册,注明日常使用科室名称、机身编码、型号、品名、负责人及联系电话,该部分急救仪器由使用科室进行定期维护、保养及校验,隔离病区负责定期对该部分设备维护保养情况进行抽查监督,确保功能良好。

5. 隔离病区护士长须组织应急队员对新仪器设备的使用进行培训并考核。

6. 隔离病区护士长换岗时,应办理移交手续,交接双方现场清点并签名确认。

（二）隔离病区应急状态下设施设备管理制度

1. 应急状态下隔离病区护士长为科室设施设备管理责任人,可指定专人协助管理。

2. 隔离病区设施设备应专人管理,建立设备卡和保养、维护档案,设备卡内容包含编号、品名、型号等。

3. 应急状态下设施设备的维护保养工作应根据实际使用情况适当调整频次,确保正常运行。

4. 隔离病区护士长换岗时,应办理移交手续,交接双方现场清点并签名确认。

（三）设施设备进入隔离病区管理制度

1. 隔离病区所需物品,须由护士长或授权人员申领,护士长换岗时,应办理权限移交手续。

2. 设备科定时将隔离病区申领的物品送至清洁物品交接点,经安保人员检查登记后通知病区,病区安排运送人员将物品转运至病区,护士做好接收登记。

3. 禁止个人私自将设施设备带入隔离病区。

（四）隔离病区设施设备跨区域使用或出隔离病区制度

1. 隔离病区的诊疗用品应尽量使用一次性物品,床边 DR 机、便携式 B 超机、心电图机等设施设备实行专区专用。

2. 隔离病区设施设备原则上禁止运出隔离病区。如因维修等原因必须运出隔离病区,须报备设备科、院感科,彻底消毒并检测消毒结果后方可运出。

（五）隔离病区设施设备维修制度

1. 为减少院内感染,维修工程师应尽量避免进入隔离病区。

2. 隔离病区设施设备发生故障时,工程师可通过科室报修情况初步判断故障原因,简单故障可远程指导排除故障,附件损坏可将新配件送至缓冲区,由使用人员自行更换。故障不能通过远程排除的,应直接调配同类设备替换,故障设备暂留隔离区,待疫情结束彻底终末消毒后再进行维修。

3. 重要设施设备必须进行现场维修时,工程师须严格按照防护标准进行个人防护后方可进入。对难度较高、需较多人力及物力才能完成的维修工作,科室须逐级上报至设备科长,由相关职能科室综合研判,必要时需院领导确定方案后方可行动。

4. 在隔离区域内维修时尽量将故障设备移至远离患者的上风口位置后再行维修。

5. 维修完成后,所有带入隔离区域的工具均须严格消毒。

二、物资管理制度

良好的物资保障是医院正常运行的基础,是杜绝发生院内感染的重要防线,也是应对新发突发传染病疫情的重要支撑。

【目的】

规范物资管理,避免院内感染,保障患者及工作人员安全。

【依据】

国卫医发〔2019〕43 号《关于印发医疗机构医用耗材管理办法(试行)的通知》。

【使用范围】

隔离病区及发热门诊等护理单元。

【责任人】

1. 护理部及各护理单元护士长。

2. 后勤保障部。

【内容】

1. 应急状态下隔离病区护士长为科室物资管理责任人,可指定专人协助管理。

2. 指定专人对物资进行登记造册,实行每日出入库登记、动态监管物资,并每日上报科室防护物资日报表及防护物资消耗需求日报表至医院应急管理办公室,倡导厉行节约,杜绝浪费,避免防护过度,保证防护物资的合理、规范使用。

3. 各类物资分类定点放置,标识清楚,储存条件符合物资保存要求。

4. 库房物资须遵循"先进先出、近效期先出"原则,避免过期。

5. 加强安全管理,严禁无关人员进入库房,做好防火、防盗、防四害、防霉变工作。

6. 护士长换岗时,应办理移交手续,交接双方现场清点清楚并签名。

三、隔离病区负压管理制度

负压病房是指在特殊装置下使病房内气压低于病房外气压,利用负压原理隔离病原微生物的病房,能有效地降低院内感染的发生。负压系统的严格监管可确保负压病房的有效运作。

【目的】

规范负压病房管理,确保负压系统有效运行,保障患者及工作人员的安全。

【依据】

1. GB 50849—2014《传染病医院建筑设计规范》。

2. 中华人民共和国卫生部令第 48 号《医院感染管理办法》。

3. WS/T 511—2016《经空气传播疾病医院感染预防与控制规范》。

4. WS/T 368—2012《医院空气净化管理规范》。

【使用范围】

负压病房。

【责任人】

负压病房护士长。

【内容】

1. 隔离病区负压系统启用后应 24h 监管,专人负责每日查看负压系统运行情况并记录;负压系统使用期间各级滤网根据《医院空气净化管理规范》(WS/T 368—2012)相关标准定期更换。

2. 按隔离标准操作规程,将呼吸道传播、空气传播、飞沫传播疾病的患者安置于负压病房。

3. 建立负压检测记录表(表 3-1)、负压系统维护保养记录表(表 3-2),对负压运行情况进行监管。

表 3-1　负压监测记录表

日期	房间	温度	湿度	相邻相通不同污染等级房间的压值	门窗密封是否严实	房间排风口未被遮挡	记录人
		21~27℃	≤65%	≥5Pa			

正常打(√),不正常打(×)

科室负责人签字:			日期:　　年　月　日	

表 3-2　负压系统维护保养记录表

日期	房间	温度	湿度	负压病房与外界压差	缓冲间与外界压差	门窗密封是否严实	房间排风口未被遮挡	记录人
		21~27℃	≤65%	−30Pa	−15Pa			

正常打（√）,不正常打（×）

科室负责人签字：	日期：　　年　　月　　日

4. 负压病房日常管理

（1）每日保证负压病房有效性,保证房门、窗、厕所门处于关闭状态。

（2）严格控制人员出入,限定单次进入人数并减少进出频次。

（3）负压检测:每日进入负压病房前检查负压检测压力表。

（4）负压系统维护保养:排风过滤网每周清洁一次,终末消毒更换,如遇特殊污染及时更换。

5. 使用自动闭门系统,如无条件安装时随手关门,保持病房密闭状态。

6. 当空气培养的结果出现异常时,应对负压系统进行检测。

7. 专人专项管理,及时处理负压异常情况。

第五节　应急科室管理制度

一、应急相关科室管理制度

（一）门诊预检分诊管理制度

医疗机构应根据新发突发传染病的流行趋势和卫生行政部门发布的特定传染病预警信息,按照当地卫生行政部门的要求,加强传染病的预检、分诊工作。

【目的】

规范门诊预检分诊工作,防止新发突发传染病在医疗机构内扩散传播。

【依据】

1. WS/T 591—2018《医疗机构门急诊医院感染管理规范》。

2. 国卫办医函〔2020〕118 号《国家卫生健康委办公厅关于进一步加强疫情期间医用

防护服严格分级分区使用管理的通知》。

3. 国卫办医函〔2020〕146 号《国家卫生健康委办公厅关于进一步加强疫情防控期间医务人员防护工作的通知》

4. 卫生部令第 41 号《医疗机构传染病预检分诊管理办法》。

【使用范围】

医疗机构内门诊、急诊科。

【责任人】

门诊及急诊护士长。

【内容】

1. 门诊应建立预检分检点,不得用导诊台代替预检分诊点。

2. 预检分诊点一般设立在门诊的醒目位置,标志清楚,相对独立,通风良好,流程合理,具有消毒、隔离条件。

3. 预检分诊点须备预检分诊患者基本情况登记表、医用外科口罩、体温计(枪)、流动水洗手设施、手消毒液、个人防护用品和消毒产品等。

4. 预检分诊医务人员应按防护要求着装,采取标准预防措施。如怀疑患者患有新发突发传染病时,应依据其传播途径选择适宜的防护用品,指导患者正确使用。

5. 应按规定严格进行测温并登记,在预检分诊时须加强流行病学史调查,询问患者流行病学史、职业,结合患者的主诉、病史、症状和体征等对患者进行新发突发传染病的预检工作。

6. 预检分诊医护人员应有高度的责任感和警惕性,掌握新发突发传染病的临床特征,及时分诊患者,避免漏诊、误诊。

7. 对预检分诊发现的有重点地区旅居史或新发突发传染病可疑症状的患者,要按照规定流程送至发热门诊排查,并对接诊处进行必要的消毒。

8. 预检分诊人员发现任何疫情相关异常情况应及时报告。

9. 预检分诊点实行 24h 值班制度(晚间预检分诊可设在急诊,但应设有醒目标志)。

10. 肠道门诊、结核门诊预检分诊管理制度同门诊。

(二)急诊管理制度

为增强急诊护理人员的感控意识和能力,保障新发突发传染病期间的医疗安全和患者安全,特制订本制度。

【目的】

规范急诊护理人员管理,确保急诊科工作正常有序进行。

【依据】

1. WS/T 591—2018《医疗机构门急诊医院感染管理规范》。

2. GB 15982—2012《医院消毒卫生标准》。

3. WS/T 311—2023《医院隔离技术标准》。

4. WS/T 312—2023《医院感染监测标准》。

5. WS/T 313—2019《医务人员手卫生规范》。

6. WS/T 367—2012《医疗机构消毒技术规范》。

【使用范围】

新发突发传染病急诊科。

【责任人】

急诊科护士长。

【内容】

1. 按照预检分诊管理制度,严格做好预检分诊,发现可疑新发突发传染病患者立即上报,专人负责转运至发热门诊,做好消毒隔离和标准预防。

2. 急诊工作人员管理

(1)掌握新发突发传染病预防与控制措施,急诊专业理论知识及技能,配合医生完成危重患者的抢救,全员应参加医院感染管理相关知识和技能的培训。

(2)每年接受急救技能的培训和考核,掌握并遵循医院感染管理的相关制度及流程,落实标准预防的具体措施。

3. 环境管理

(1)标识清晰、醒目,方便和引导患者就诊。

(2)道路通畅,方便轮椅、平车出入。

4. 设施设备

(1)急诊科应配备合格、充足的院感防控设施和个人防护用品,包括体温计(枪)、手卫生设施与用品、个人防护用品(如医用防护口罩、一次性外科手套、护目镜、防护面罩、隔离衣、医用一次性防护服、防水围裙等)、卫生洁具、清洁和消毒灭菌产品及设施等。

(2)仪器定点放置,保持清洁、功能完好。

(3)仪器专人管理,每日检查并登记,故障时应悬挂醒目标识并及时报修。

(4)无菌物品、敷料、器械等应标识醒目,有序摆放,先进先用,避免过期。

5. 患者和陪同人员的宣教 可利用折页、宣传画、宣传海报、宣传视频等开展多种形式的宣教,宣教内容应包括手卫生、呼吸道卫生、咳嗽礼仪等。

6. 安全管理

(1)不得以任何理由拒绝或推诿就诊患者,病情危重者优先安排救治,遵循"先救治,后交费"的原则。

(2)接诊时,评估患者病(伤)情,测量生命体征,根据患者的轻、重、缓、急进行分诊,引导患者就诊;对需要抢救的患者,立即护送至抢救室。

(3)巡视候诊患者,发现病情变化及时救治。

7. 严格执行消毒隔离

（1）严格遵守"一医一患一室"，避免交叉感染。

（2）每日按照要求对诊室、物表、地面等做好清洁消毒。

（3）严格执行手卫生。

（4）诊室内通风良好，定期清洁消毒。

（5）运送留观人员及疑似患者的推车、担架等工具随时消毒。

8. 妥善处理医疗废物，避免新发突发传染病的传播。

（三）发热门诊管理制度

发热门诊作为发热患者的首诊区域，有效的筛查机制、规范的制度及完善的防护手段可缩短患者在发热门诊的停留时间，从而提高诊疗效率，为新发突发传染病的早发现、早报告、早诊断和早治疗提供重要保障。

【目的】

规范发热门诊护理人员管理，确保发热门诊工作有序进行。

【依据】

1. WS/T 591—2018《医疗机构门急诊医院感染管理规范》。

2. GB 15982—2012《医院消毒卫生标准》。

3. WS/T 311—2023《医院隔离技术标准》。

4. WS/T 312—2023《医院感染监测标准》。

5. WS/T 313—2019《医务人员手卫生规范》。

6. WS/T 367—2012《医疗机构消毒技术规范》。

【使用范围】

新发突发传染病发热门诊。

【责任人】

发热门诊护士长。

【内容】

1. 发热门诊建设应当遵循"平战结合"的原则　在满足日常感染性疾病诊疗服务及医疗机构自身发展需求同时，具有应对重大疫情的能力。

2. 发热门诊应当为独立建筑或院内独立区域，与普通门急诊等区域有物理隔离屏障，远离儿科区域，与其他建筑、公共场所保持一定距离，具有独立出入口，便于患者转运。

3. 发热门诊应当满足"三区两通道"设置要求　三区为清洁区、潜在污染区、污染区，两通道为医务人员通道、患者通道，两个通道入口应分开独立设置。清洁区应设置医护人员专用更衣间、浴室、医护人员休息室等；潜在污染区主要包括污染防护用品的脱卸区，可设置消毒物资储备库房或治疗准备室；污染区主要包括独立的挂号、收费、药房、候诊、诊室、治疗室、抢救室、输液观察室、标本采集室、留观室、检验科、放射科、卫生间、污物间等医疗功能区。

4. 成立发热门诊感染管理小组　管理小组负责感染管理工作并根据国家及地方颁布的法律法规、标准、规范等及时更新院感工作制度,按照工作人员岗位特点开展有针对性的培训,包括医院感染管理相关制度、感染预防与控制措施、清洁消毒的方法和频率、医疗废物管理等内容。

5. 应配有传染病或感染性疾病诊疗经验的护士　发热门诊护士必须经过传染病诊治知识和传染病相关法律法规培训,且具有高度的责任感和警惕性,掌握新发突发传染病的临床特征、诊断标准、治疗原则,具备及时发现新发突发传染病患者的能力,避免漏诊、误诊。

6. 所有发热门诊患者均须测温并登记,必要时进行新发突发传染病相应指标检测。发热门诊就诊患者采取全封闭就诊流程管理,挂号、就诊、交费、检验、影像检查、取药等诊疗活动均应在限定区域内完成。

7. 发热门诊 24h 接诊,严格执行首诊负责制,不得拒诊、拒收发热患者。在接诊过程中须全面了解患者临床症状,特别要询问流行病学史,并安排必要的检查。对诊断为相关传染病患者或疑似患者,医务人员应当按照有关规定登记、报告和进行隔离处理,不得擅自允许患者自行离院或转院。

8. 严格执行消毒隔离、做好个人防护。

(1) 医护人员穿戴符合要求方可进入诊室,工作中应采取标准预防措施。

(2) 患者应佩戴医用外科口罩。

(3) 诊室内通风良好,定期清洁消毒。

(4) 空气、物体表面及地面每日消毒 2 次,发热患者的排泄物、呕吐物、分泌物处理按院感要求执行。

(5) 疑似患者及确诊患者转院后,须对诊室内空气、墙壁、诊疗设备的表面等进行终末消毒。

(6) 运送疑似患者的推车、担架等应随时消毒。

(7) 每日工作结束后,应按照终末消毒的要求对诊区进行全面处理。

9. 各类医疗垃圾、污物、污水处理符合要求。

10. 设施设备、物资准备齐全,保证正常运行。

11. 具备与医院信息系统互联互通的局域网设备、电子化病历系统、非接触式挂号和收费设备、可连接互联网的设备、可视对讲系统等。

(四)发热门诊留观病区管理制度

发热门诊留观病区用于安置等待检验检查结果,未明确诊断的新发突发传染病疑似患者。留观病区的科学管理,可及时、迅速、高效、有序地控制疫情,对于保障人民健康和生命安全,维护社会稳定起着重要的作用。

【目的】

新发突发传染病期间,发热留观病区应按照医院感染管理要求,制订相应的留观病区管理制度并严格执行,及时、迅速、高效、有序地控制疫情。

【依据】

1. 联防联控机制医疗发〔2021〕80号《关于印发〈发热门诊设置管理规范〉〈新冠肺炎定点救治医院设置管理规范〉的通知》。

2.《医疗机构内新型冠状病毒感染预防与控制技术指南(第三版)》。

3. 中华人民共和国国务院令第380号《医疗废物管理条例》。

4. 中华人民共和国国务院令第588号《国务院关于废止和修改部分行政法规的决定》。

5. 中华人民共和国卫生部令第36号《医疗卫生机构医疗废物管理办法》。

【使用范围】

发热留观病区。

【责任人】

发热留观病区护士长。

【内容】

1. 发热留观病区用于安置新发突发传染病期间的疑似患者。

2. 留观病房首选自然通风,如需机械通风,应当控制气流方向,由清洁区域流向污染区域;应满足单人单间的隔离要求,具备独立的卫生间;若为空气传播、呼吸道传播、飞沫传播的新发突发传染病,有条件的应安置在负压病房。

3. 留观病房应配备陪护椅、床头柜、备用棉织品、手消毒液、消毒湿巾、紫外线灯、空气消毒机、一般诊疗器械等;危重症患者抢救室还应增加配置急救药品/物品、急救设备(吸氧装置、负压吸引装置、心电图机、除颤仪、心电监护仪、呼吸机等)。

4. 留观病房应明确隔离标识 粉色为飞沫隔离、黄色为空气隔离、蓝色为接触隔离。

5. 进入留观病房工作,应根据新发突发传染病的传播途径,选择合适的防护用品,并严格按照穿脱防护用品规范流程,正确穿脱防护用品。

6. 疑似患者应专人诊疗与护理,限制人员的出入,原则上不探视、不陪护。

7. 每日进行环境清洁与消毒 加强诊疗环境的通风,每日进行空气消毒,做好诊疗环境物体表面、地面、医疗器械等的清洁消毒。按要求处理患者呼吸道分泌物、排泄物及呕吐物等。

8. 患者转出后执行终末处理。

二、隔离病区药品管理制度

为规范新发突发传染病期间的药品管理,促进临床安全合理用药,保障医疗安全,特制订本药品管理制度。

【目的】

规范隔离病区药品管理,确保患者用药安全。

【依据】

1.《中华人民共和国药品管理法》。

2. 卫医政发〔2011〕11 号《医疗机构药事管理规定》。

【使用范围】

新发突发传染病隔离病区。

【责任人】

新发突发传染病隔离病区护士长。

【内容】

1. 护士长是病区药品管理的第一责任人,负责督促科室药品管理。病区治疗护士负责药品的领用、保管和清洁工作,全面检查病区药品。

2. 病区根据专科病种的需要,设定药品种类和基数,根据种类及性质分别放置,对包装相似、听似、看似的药品、一品多规或多剂型药物的存放需有清晰的"警示标识",护理人员应具备识别能力。

3. 药品贮存应明确药品存储条件,如须避光及低温保存的,应按药品说明书合理存放和使用。

4. 高浓度电解质(如浓度 >0.9% 的氯化钠注射液)、氯化钾注射液、肌肉松弛剂等特殊药品必须单独存放且有醒目标识,禁止与其他药品混合存放。

5. 对药品的有效期进行严格管理,遵循近效期先用的使用原则。对于近效期药品,应在药品上明确标识,以便快速识别和优先使用。

6. 特殊及贵重药品应专柜存放并加锁,班班交接,做好记录。

7. 除抢救车内固定基数的抢救用药外,病房针剂必须存放在药物原包装盒内。

8. 有包装的口服药在有效期内使用,建议每年应定期更换一次。

9. 麻醉药品、第一类精神药品等特殊药品的管理应严格遵守相关法律法规,实行专用处方和专册登记,设专柜存放、专人管理、实施双锁、双人核对,并按需保存一定基数,每班严格交接、清点,双方签全名。第二类精神药品专人专柜加锁管理,且口服药品与注射类药品分柜放置。

三、医疗废弃物管理制度

为应对新发突发传染病疫情,确保医疗废物得到及时、有序、高效、无害化处置,防止疾病传播,保障医疗安全,特制订本制度。

【目的】

规范医疗废弃物管理,防止疾病的传播。

【依据】

1. 中华人民共和国国务院令第 380 号《医疗废物管理条例》。

2. 中华人民共和国国务院令第 588 号《国务院关于废止和修改部分行政法规的决定》。

3. 中华人民共和国卫生部令第 36 号《医疗卫生机构医疗废物管理办法》。

4. HJ 421—2008《医疗废物专用包装袋、容器和警示标志标准》。

5.《医疗废物分类目录》。

6. 国卫办医函〔2020〕81 号文件《国家卫生健康委办公厅关于做好新型冠状病毒感染的肺炎疫情期间医疗机构医疗废物管理工作的通知》。

【使用范围】

新发突发传染病隔离病区。

【责任人】

新发突发传染病隔离病区护士长。

【内容】

1. 隔离病区产生的废弃物,包括医疗废物和生活垃圾,均应按医疗废物分类收集。使用医疗废弃物专用包装袋、利器盒,使用前认真检查,确保无破损、无渗漏。

2. 隔离病区的医疗废物达到包装物或者容器的 3/4 时即应有效、严密封口,采用鹅颈结式封口,分层封扎,外表面不得有污染。

3. 每个包装袋、利器盒应当系有或粘贴中文标签,标签内容包括医疗废物产生单位、产生部门、产生日期、类别,并在特别说明中标注。

4. 医疗废物转运前外表面建议用 ≥1 000mg/L 含氯消毒剂喷洒,密闭转运至医疗废物交接处,放入转运箱,对转运箱外表面进行擦拭消毒,达作用时间后,再进行转运。

5. 如含病原微生物标本和相关保存液等高危险废物,应当在产生地点进行化学消毒处理或压力蒸汽灭菌后,再按感染性废物收集处理。

6. 医疗垃圾必须经专用通道转出病区。

7. 产生的医疗废物 48h 内转运,及时做好登记、交接记录。

8. 一旦发现医疗废物流失、泄漏、扩散,应立即原地报告院感科,同时提示经过人员不得接触污染物,按泄漏应急处置流程处理。

9. 安全运送管理　在运送医疗废物前,应当检查包装袋或者利器盒的标识、标签以及封口是否符合要求。工作人员在运送医疗废物时,应当防止造成医疗废物专用包装袋和利器盒的破损,防止医疗废物直接接触身体,避免医疗废物泄漏和扩散。每日运送结束后,对运送工具进行清洁和消毒,建议使用 ≥1 000mg/L 的含氯消毒剂消毒;运送工具被感染性医疗废物污染时,应当及时消毒处理。

10. 规范贮存交接　医疗废物暂存处应当有严格的封闭措施,设有工作人员进行管理,防止非工作人员接触医疗废物。医疗废物宜在暂存处单独设置区域存放,尽快交由医疗废物处置单位进行处置。建议用≥1 000mg/L 的含氯消毒剂对医疗废物暂存处地面进行消毒，每日两次。医疗废物产生部门、运送人员、暂存处工作人员以及医疗废物处置单位转运人员之间，要逐层登记交接，并说明其来源于新发突发传染病患者或疑似患者。

11. 做好转移登记　严格执行《危险废物转移管理办法》，对医疗废物进行登记。登记内容包括医疗废物的来源、种类、重量/数量、交接时间，最终去向以及经办人签名，登记资料保存 3 年。

四、患者标本采集、转运、交接管理制度

（一）患者标本采集管理制度

新发突发传染性疾病患者的标本存在潜在传染性，采集过程易导致医务人员感染，且标本采集的质量对诊断结果至关重要，故特制订标本采集制度确保患者标本的质量以及避免对医务人员感染。

【目的】

规范护理人员标本采集方法，保障标本质量。

【依据】

1. WS/T 640—2018《临床微生物学检验样本的采集和转运》。

2. 联防联控机制综发〔2022〕64 号《关于进一步加强新冠病毒核酸采样质量管理工作的通知》。

3. 中华人民共和国国务院令第 380 号《医疗废物管理条例》。

4. 中华人民共和国国务院令第 588 号《国务院关于废止和修改部分行政法规的决定》。

5. 中华人民共和国卫生部令第 36 号《医疗卫生机构医疗废物管理办法》。

【使用范围】

适用于护理人员对新发突发传染病患者进行标本采集。

【责任人】

发热门诊、门急诊科及新发突发传染病隔离病区护士长。

【内容】

1. 护理人员进行标本采集培训及个人防护等培训，考核合格方可上岗。

2. 护理人员进行标本采集前按照相关要求规范着装。

3. 严格按照医嘱进行各项标本采集，采用至少同时使用两种患者身份识别方法，确认患者身份信息，确保标本采集正确。

4. 进行标本采集前向患者宣教，告知操作的目的、注意事项及方法，并取得患者的配合。

5. 标本采集完毕后，按照规定对标本容器外表面进行擦拭或喷洒消毒，并再次核对患者信息，粘贴条形码，将标本放入专用转运箱。

6. 废弃标本严格按要求处理，医疗废物按照《医疗废物管理条例》和《医疗卫生机构医

疗废物管理办法》处理。

7.对于经呼吸道传播的疾病,采集标本时注意与患者的距离,完成采集后应立即加盖,避免对环境造成污染;对于经接触传播的疾病,采集标本时可加穿隔离衣,如遇污染,立即更换。

(二)患者标本转运管理制度

患者的标本存在潜在传染性,不规范转运导致标本成为移动的感染源,容易导致患者及医护人员的感染。为确保患者标本及时安全转运,特制订本制度。

【目的】

规范新发突发传染病隔离病区内护理人员标本转运,确保隔离病区标本及时安全转运。

【依据】

1.WS/T 640—2018《临床微生物学检验样本的采集和转运》。

2.《新冠肺炎疫情疫源地消毒技术指南》《新型冠状病毒肺炎防控方案(第九版)》。

3.《新型冠状病毒感染防控方案(第十版)》。

【使用范围】

适用于护理人员或第三方专业人员对新发突发传染病患者的标本进行转运。

【责任人】

1.发热门诊、门急诊科及隔离病区护士长。

2.第三方公司。

【内容】

1.护理人员进行标本转运及个人防护等培训,考核合格方可上岗。

2.熟练掌握常见各类标本的转运工具、转运流程及注意事项。

3.执行标本转运规范,包括标本转运的地点、途径、方式、保存环境及注意事项等相关内容。

4.各项标本严格按照时间节点、规定的路线及专用工具进行转运。

5.护理人员或第三方专业人员着装符合要求,进行标本转运,避免职业暴露。

6.标本转运到目的地,填写转运时间、标本种类等记录。

7.标本转运完毕后,对转运容器进行消毒,转运箱容器可用有效氯5 000mg/L的含氯消毒剂溶液浸泡消毒30min,然后清洗干净。

8.传染性标本应予双层密封袋包装后放入转运箱。

(三)患者标本交接管理制度

患者的标本存在潜在传染性,因工作环境的特殊性,难以做到面对面交接,为确保标本准时安全送达,特制订本制度。

【目的】

确保新发突发传染病患者标本采集后准时安全送达检验科,明确转运及接收方责任。

【依据】

WS/T 640—2018《临床微生物学检验样本的采集和转运》。

【使用范围】

适用于护理人员 / 第三方专业运送人员和检验科工作人员交接新发突发传染病患者标本。

【责任人】

1. 发热门诊、门急诊科及隔离病区护士长。

2. 第三方公司。

【内容】

1. 护理人员进行标本交接培训及个人防护等培训,考核合格方可上岗。

2. 执行标本交接规范,填写交接标本的日期、时间、种类和数量。

3. 运送护理人员 / 第三方专业运送人员联系检验人员,告知标本已送至指定地点。

4. 针对检验科反馈的问题标本应及时沟通询问,并按要求进行复核处理,确保检验结果的准确性。

5. 废弃标本严格按要求处理,医疗废物按照《医疗废物管理条例》和《医疗卫生机构医疗废物管理办法》处理。

五、患者外出检查制度

患者外出检查是指患者离开病区到其他科室进行检查的过程。制订此制度用以保障患者外出检查过程中的安全。

【目的】

保障患者顺利完成检查,规避患者外出检查过程中出现的意外情况,提高患者满意度。

【依据】

1.《危重症患者院际转运专家共识》。

2. 国卫办医发〔2018〕5 号《关于进一步加强患者安全管理工作的通知》。

【使用范围】

新发突发传染病隔离病区。

【责任人】

新发突发传染病隔离病区护士长。

【内容】

1. 提前告知患者外出检查相关注意事项,提前联系院感科人员规划好检查路线,明确指定路线和专用电梯,指定路线做好物理隔断及警示标识,确保通往检查室的道路通畅无阻,禁止无关人员进入。检查室环境消毒符合规范,清除无关人员。

2. 评估患者的病情,选择适宜的运送工具,重症患者至少 1 名医生和 1 名护士陪同,根据评估结果携带急救箱及相关物品。

3. 病情允许的患者佩戴医用外科口罩，陪同人员着装符合要求，按照院感科规划的指定路线及专用电梯，全程陪同患者完成检查。

4. 检查完毕，指定路线周边环境、专用电梯及转运工具均应进行严格消毒。

5. 陪同患者外出检查时，应随时观察患者病情，若发生异常情况，及时通知病区医生给予处理。

6. 患者检查完毕，专用电梯、携带物品、检查室及转运通道按照《医疗机构消毒技术规范》《医疗机构环境表面清洁与消毒管理规范》或最新指南、文件进行消毒处理。

第六节　感染预防与控制制度

在医院管理的众多环节中，医院感染的预防与控制是举足轻重的一环，是工作人员与患者安全的基本保障。近年来，在各类新发突发传染病防治工作中，护理作为临床工作中涉及面最广、管理环节最多的工作，在院感预防与控制中发挥着重要作用。

一、消毒隔离制度

医院感染的预防与控制需要多部门、全流程的管理，原则问题的明确规范与严格把控更是不可或缺。在近年来的新发突发传染病防治工作中，隔离病区的分区管理、人员行为管理、物品处理、流程管理等工作要求越来越细化及规范化，以下就新发突发传染病病区消毒隔离制度作出阐述。

【目的】

规范新发突发传染病病房消毒隔离工作，明确各区域及各类物品处理原则及要求，为临床落实医院感染预防与控制工作提供指引。

【依据】

1. WS/T 367—2012《医疗机构消毒技术规范》。

2. GB 15982—2012《医院消毒卫生标准》。

3. WS/T 512—2016《医疗机构环境表面清洁与消毒管理规范》。

4. WS/T 648—2019《空气消毒机通用卫生要求》。

5. 中华人民共和国国务院令第 380 号《医疗废物管理条例》。

6. 中华人民共和国国务院令第 588 号《国务院关于废止和修改部分行政法规的决定》。

7. GB 50849—2014《传染病医院建筑设计规范》。

8. 中华人民共和国卫生部令第 48 号《医院感染管理办法》。

9.《医疗机构内新型冠状病毒感染预防与控制技术指南（第三版）》。

10.《新型冠状病毒感染防控方案(第十版)》。

【使用范围】

各新发突发传染病患者管理、处置及收治区域。

【责任人】

1. 院感科。

2. 护理部及各区域负责人。

【内容】

1. 传染病区应严格按"三区两通道"划分各区域及流线,分别设置医务人员通道、患者通道。并有清晰标识及指引,以保证"医患分流""洁污分流""不同传染病分流",所有人员应严格按规定流线活动及出入。

2. 所有人员应严格遵循《医务人员手卫生规范》(WS/T 313—2019)要求,及时正确进行手卫生。

3. 不同区域执行清洁消毒的工作人员均应按要求做好防护措施,避免职业暴露及职业伤害。

4. 病区各区域内应配备随时可及的清洁、消毒工具、设施及用品,发生污染时应及时进行清洁消毒。

5. 各病区及护理单元应按情况设院感员,在医院感染管理部门指导下,开展院感防控工作。护士长与院感员应加强监管,保证措施及时有效,各类消毒登记本及医疗废物登记本记录完整。

6. 所有清洁与消毒工作应结合国家规范"先清洁再消毒"的原则,采用湿式卫生方式进行,防止气溶胶扩散。

7. 突发不明原因的传染病病原体污染时,应符合国家届时发布的规定要求,没有要求时按病原体所属微生物类别中抵抗力最强的微生物,确定消毒液及剂量(按杀灭芽孢的剂量确定)。

8. 清洁工具分区使用,并放置于专用区域的指定位置,不可跨区放置,不可混放、混用,应使用醒目的颜色及标识区别不同区域清洁用具。有条件的机构建议使用一次性清洁用具。

9. 清洁消毒顺序应遵循"由洁到污、由上而下、动作路径不折返"的原则。

10. 对清洁人员配制消毒剂的过程进行监管,对配制浓度进行测试。不稳定消毒剂应现配现用,如含氯消毒剂、过氧乙酸等,每次使用前应对所配消毒剂进行浓度测定,确保浓度达标。

11. 紫外线消毒灯应严格按照《医疗机构消毒技术规范》(WS/T 367—2012)进行使用、清洁、监测、更换等,常规 1 次 / 周进行灯管清洁,并设专用维修记录本。

12. 诊疗过程中发生患者血液、体液等污染时,应立即进行污点清洁与消毒。任何区域内出现的污染物溅洒,均应遵循:污染物吸湿覆盖→污染物移除→消毒剂湿式清洁溅洒区域→区域再消毒并清洁。

13. 保持区域内环境清洁、干燥,每日对区域内地面、台面、物表进行湿式清扫及消毒2次,确保清洁消毒无死角。

14. 空间独立、互不相连的区域可采用自然通风,无法通风或通风不良的室内环境宜采用机械通风及排风装置,但应注意相邻区域的卫生条件及洁净度要求,避免造成空气逆行进入相对洁净区域。

15. 使用符合 WS/T 648—2019《空气消毒机通用卫生要求》规定的空气消毒机,按照产品说明书使用。可采用符合 GB 28235—2020《紫外线消毒器卫生要求》规定的紫外线消毒灯进行照射消毒,每次持续照射 30~60min;或使用上照式紫外线灯持续照射消毒。

16. 患者出院或转出后应对患者所接触和停留的物品、场所进行严格终末消毒。

二、环境物品清洁消毒制度

对环境及物品进行有效清洁及消毒是切断病原微生物传播途径、避免院内感染发生的重要环节,各隔离病区都应针对不同区域的功能特点及防控要求,明确不同的清洁消毒措施。

【目的】

明确新发突发传染病隔离病区各区域内空间及用物有效的清洁、消毒措施,确保清洁消毒工作正确、规范、有效,减少感控风险,保障医务人员和患者安全。

【依据】

1. WS/T 367—2012《医疗机构消毒技术规范》。

2. GB 15982—2012《医院消毒卫生标准》。

3. WS/T 512—2016《医疗机构环境表面清洁与消毒管理规范》。

4. WS/T 648—2019《空气消毒机通用卫生要求》。

5. 中华人民共和国国务院令第 380 号《医疗废物管理条例》。

6. 中华人民共和国国务院令第 588 号《国务院关于废止和修改部分行政法规的决定》。

7. 中华人民共和国卫生部令第 48 号《医院感染管理办法》。

8.《医疗机构内新型冠状病毒感染预防与控制技术指南(第三版)》。

9.《新型冠状病毒感染防控方案(第十版)》。

【使用范围】

各新发突发传染病患者管理、处置及收治区域。

【责任人】

1. 院感科。

2. 护理部及各区域负责人。

【内容】

1. 地面、墙面及办公台面清洁与消毒

（1）区域内应配备随时可取用的清洁、消毒工具、设施及用品，发生污染时及时进行清洁消毒，建议传染病区内使用一次性抹布、地巾。

（2）保持区域内环境清洁、干燥，每日对区域内地面、台面、物表进行湿式清扫及消毒 2 次，确保清洁消毒无死角。

（3）区域内地面及所有环境物体表面、桌面、台面、门把手等，每日 2 次进行湿式清洁消毒，清洁区采用 ≥500mg/L 含氯消毒剂，潜在污染区及污染区采用 ≥1 000mg/L 的含氯消毒剂，也可以使用一次性消毒湿巾进行擦拭消毒，或按《医疗机构消毒技术规范》（WS/T 367—2012）根据不同病菌选择有效消毒剂。使用含氯消毒剂擦拭须作用 30min 后再用清水消除残留。

（4）墙面、天花板及不易擦拭的缝隙处可采用喷雾方式进行消毒，清洁区每日 1 次，潜在污染区及污染区每日 2 次。

（5）注意加强病房内卫生间清洁消毒：每日使用 ≥1 000mg/L 含氯消毒剂对卫生间各物体表面进行擦拭 1 次，使用 ≥1 000mg/L 的含氯消毒剂对马桶进行喷洒消毒，消毒后再进行刷洗，最后冲洗干净。每间病房配备专用马桶刷。

（6）如发生患者血液、分泌物、呕吐和排泄物的溅洒：少量污染物可用一次性吸水材料（如纱布、抹布等）沾取 ≥2 000mg/L 的含氯消毒剂小心移除；大量污染物应使用含吸水成分的消毒粉或漂白粉完全覆盖，或用一次性吸水材料完全覆盖后用足量的 ≥2 000mg/L 的含氯消毒剂浇洒在吸水材料上，作用 30min 以上（或能达到高水平消毒的消毒湿巾/干巾），小心清除干净。清除过程中避免接触污染物，清理的污染物按医疗废物集中处置。

2. 室内空气清洁与消毒　室内空气清洁与消毒同消毒隔离制度中的第 15 点和 16 点，注意使用紫外线灯及空气消毒机进行消毒时应保持空间密闭不与室外空气流通。

3. 诊疗器械、器具和物品清洗与消毒

（1）尽量使用一次性或无接触式诊疗用具，如红外线体温枪、一次性血压袖带等，并专人专用。

（2）非一次性诊疗用品应首选压力蒸汽灭菌，不耐热物品可选择化学消毒剂或低温灭菌设备进行消毒或灭菌。

（3）床边 DR 机、B 超机、心电图机等仪器使用完毕，无明显污物时可使用 75% 乙醇充分擦拭消毒后方能推出隔离病房。

（4）复用的可浸泡消毒的物品应遵循"先清洁再消毒"的原则，被病毒、气性坏疽及突发不明原因的传染病病原体污染的诊疗器械、器具和物品应按《医疗机构消毒技术规范》（WS/T 367—2012）执行。不同危险度的物品及被污染的程度不同的物品相应的消毒要求也不同。消毒、灭菌方法的选择原则:根据物品污染后导致感染的风险高低选择相应的消毒或灭菌方法。高度危险性物品,应采用灭菌方法处理;中度危险性物品,应采用达到中水平消毒以上效果的消毒方法;低度危险性物品,宜采用低水平消毒方法,或做清洁处理;遇有病原微生物污染时,针对所污染病原微生物的种类选择有效的消毒方法。

(5)文件纸张类可采用臭氧消毒或紫外线消毒柜消毒,放入消毒柜时须平铺,避免重叠。若是紫外线消毒柜,纸张每一面均在紫外线照射消毒的有效范围内持续照射≥30min。

4. 医用织物的清洁与消毒

(1)应严格区分管理清洁区、潜在污染区、污染区的被服。潜在污染区与污染区被服视同污染被服处理,分别密闭收集后,明确标识,经污物通道送出;清洁区被服密闭容器收集后由清洁通道送出。

(2)可复用的织物无肉眼可见污染物时,若需重复使用,将送洗的物品(包括枕套、被套、床单等)均放入专用感染性医用织物袋内(双层),外贴标签注明"传染性疾病",标明数量及种类,专人密闭运送,按感染性织物洗涤。

(3)污染被服运送人员应按相应要求做好感染防护,对外包装进行消毒后经污物通道运送至固定位置,由洗涤中心工作人员回收。有条件的单位可选用水溶性医用织物收集袋。

(4)收集污染被服(包括医务人员工作服、隔离衣等)应定点、密闭收集,收集时注意不可抖动被服,应采用污染面向内逐层内卷方式收拢,并及时清理,不宜长久堆放。

(5)感染性织物清洗消毒应遵循:先消毒/灭菌→再清洗→再消毒/灭菌。消毒可采用≥1 000mg/L含氯消毒剂,浸泡30min以上,或采用压力蒸汽灭菌法。

(6)清洗消毒后的物品规范包装、贮存,由洗涤中心人员运送至隔离病区清洁通道入口处进行交接。反复多次消毒的被服可酌情进行报废处理。

5. 医疗废物处理　病区内产生的全部废物按照医疗废物处理,双层包装,满3/4后及时收集。每个病房的医疗废物均需使用双层黄色医疗垃圾袋单独打包,分层"鹅颈式"封扎,每层包装袋打包前后均需喷洒≥1 000mg/L含氯消毒剂。包扎好后用专用的医废垃圾转运箱,送至污物间或暂存间;转运箱外部应使用≥1 000mg/L含氯消毒剂喷洒。

隔离院区清洁消毒记录表见表3-3。

三、终末消毒制度

终末消毒工作是指在新发突发传染病的救治工作结束后,当患者或相关的传染源(包括患者标本、患者物品)离开病区后,对其所停留及接触过的环境物表做严格彻底的清洁消毒,以达到对传染源的有效控制、最大程度地防范院内感染事件发生。该工作涉及的环节及人员较多,护理人员是其中必不可少的角色。

表 3-3　隔离院区清洁消毒记录表

日期	时间	办公室 / 宿舍 / 病房				卫生间				电梯			走廊			操作者	复核者
		地面	桌面	键盘、鼠标	门把手	地面	洗手台盆	马桶	门把手	按钮	内壁	空气	地面	物表	门把手		
	上午																
	下午																

正常打（√）,不正常打（×）

科室负责人签字：　　　　　　　　　　　　　日期：　　年　　月　　日

【目的】

规范新发突发传染病终末消毒操作流程及方法,确保终末消毒的效果,保障患者及工作人员安全。

【依据】

1. WS/T 367—2012《医疗机构消毒技术规范》。

2. GB 15982—2012《医院消毒卫生标准》。

3. WS/T 512—2016《医疗机构环境表面清洁与消毒管理规范》。

4. WS/T 648—2019《空气消毒机通用卫生要求》。

5. 中华人民共和国国务院令第 380 号《医疗废物管理条例》。

6. 中华人民共和国国务院令第 588 号《国务院关于废止和修改部分行政法规的决定》。

7. GB 19193—2015《疫源地消毒总则》。

8. 中华人民共和国卫生部令第 48 号《医院感染管理办法》。

9.《医疗机构内新型冠状病毒感染预防与控制技术指南(第三版)》。

10.《新型冠状病毒感染防控方案(第十版)》。

【使用范围】

新发突发传染病病区、发热门诊、标本采集点、隔离观察点等疫情传染源聚集、停留的区域。

【责任人】

1. 新发突发传染病病区护士长、发热门诊护士长、标本采集点和隔离观察点负责人。

2. 院感科 / 专设的感控员。

3. 后勤保障部。

4. 第三方物业公司。

【内容】

1. 在患者出院(舱)、转院或死亡后,应对患者衣物等生活用品、相关诊疗用品和桌、椅、床单位进行终末消毒。

2. 病房清空后,应对室内空气、地面、墙壁、天花板、卫生间、衣柜等所有环境和物品进行终末消毒。

3. 治愈出院(舱)时,患者的个人物品消毒后可带出院(舱)。

4. 医疗机构发热门诊、标本采集点等,应在每日工作结束后按照终末消毒的要求进行处理。

5. 新发突发传染病确诊患者使用过的诊室、空气及物表均须完成终末消毒后,非新发突发传染病患者方可使用。

6. 工作人员执行终末消毒前应做好二级防护:内着洗手衣、戴医用防护口罩、一次性使用医用帽、一次性外科手套,着防护服、医用防护鞋套/靴套、护目镜或防护面屏。

7. 使用的消毒产品应当符合国家有关规定和标准,主要为含氯消毒剂、二氧化氯消毒剂、75% 乙醇,过氧化氢等。

8. 消毒顺序:先外后内、先上后下,先清洁房间内污染严重的场所,依次对门、地面、家具、墙壁等进行喷雾消毒;呼吸道传染病重点做好空气消毒。

9. 消毒效果监测:终末消毒后,须进行环境物表细菌生物学检测。

附:终末消毒流程完成情况登记表(表3-4)。

表 3-4　终末消毒流程执行清单

执行日期:　　　　　　病区:　　　　　　床号:

步骤顺序	项目	执行时间	执行人
第一步	关闭房间负压及空调		
	对床单位行臭氧消毒		
第二步	打开所有柜门及抽屉、室内喷雾消毒后密闭 60min		
	如果使用过氧化氢喷洒,作用 30min 后再密闭 60min		
第三步	开启负压及空调排残 45min		
第四步	拆洗空调过滤网		
	擦拭空调外机		
	擦拭负压送风口及回风口		
第五步	更换负压系统过滤器		
第六步	拆除床上用品		
第七步	擦拭病房内所有物表		

续表

第八步	地面消毒		
第九步	消毒洗手间		
第十步	铺床上用品		
	安装空调过滤网		
第十一步	床单位消毒		
第十二步	紫外线照射消毒房间 30~60min		
特别说明	1. 建议使用含氯消毒剂浓度≥1 000mg/L 2. 擦拭物品表面原则：从上到下，从洁到污，不留死角，每擦拭一个物品表面更换一次一次性抹布 3. 喷雾消毒密闭时间为 60min 4. 空调滤网须浸泡消毒 30min 5. 洗手间消毒作用时间为 30min 6. 紫外线照射时间为 30~60min		

注：本表以新发突发呼吸道传染病为例

四、患者转运工作制度

在新发突发传染病救治体系当中，患者在各医疗机构及管控点之间的转运必不可少，因其涉及患者救治的及时性、处理安置的合理性、过渡期间的安全性，其过程和质量均需高度重视和周密衔接，以下内容将从车辆准备、人员管理、转送要求、消毒处理等方面阐述患者转运工作中的院感防控要点。

【目的】

规范新发突发传染病隔离病区患者转科、转院流程，确保患者转运安全，防止交叉感染。

【依据】

1. WS/T 367—2012《医疗机构消毒技术规范》。

2. GB 15982—2012《医院消毒卫生标准》。

3. WS/T 512—2016《医疗机构环境表面清洁与消毒管理规范》。

4. GB 19193—2015《疫源地消毒总则》。

5. 中华人民共和国卫生部令第 48 号《医院感染管理办法》。

6.《医疗机构内新型冠状病毒感染预防与控制技术指南（第三版）》。

7.《新型冠状病毒感染防控方案（第十版）》。

【使用范围】

各新发突发传染病隔离病区。

【责任人】

1. 护理部及病区护士长。

2. 院感科。

3. 医院或急救中心各转运负责点。

【内容】

1. 人员防护要求

（1）工作人员在转运患者时应着二级防护：内着洗手衣、戴医用防护口罩、一次性使用医用帽、医用防护鞋套／靴套、一次性外科手套，着防护服、护目镜或防护面屏。

（2）患者防护：患者在转运过程中应规范佩戴一次性使用医用帽、医用外科口罩、一次性外科手套、医用防护鞋套，如为呼吸道传播新发突发传染病或不明传染源时应佩戴医用防护口罩。

2. 医护人员准备　成立转运领导小组，每日统计院区内待转患者，根据病情进行分类，制作拟转运患者信息表，与相关接收单位负责人共同协调转运任务，并与待转运患者的病区主任、护士长确定需要转运的患者名单及病情，提前一天将名单及行车路线发给相关单位，以便医疗点接收患者时核对患者信息，并根据拟入院患者病情提前做好接诊准备。同时，待转运患者的病区主任、护士长将拟定的转运患者名单、病情、转运路线下发到转运小组。

3. 患者准备

（1）在转运前，管床医生及护士与待转运患者进行沟通，告知转运的目的、时间、目的地，取得患者的理解与配合。告诉患者有专人护送至定点医院，确保有序转运，缓解其恐惧、紧张的心理。

（2）仔细核对患者名单，确保无误。按照转运名单，分批次安排患者进入转运通道，患者间保持 1m 以上有效距离，在工作人员指下排队上车。

（3）确诊患者和疑似患者做到分车转运。发车前再次核对患者名单。

4. 转运车辆准备

（1）转运使用的救护车应专车专用，并有清晰标识区别于其他救护车。如为呼吸道或空气传播新发突发传染性疾病，宜使用负压救护车进行转运。

（2）驾驶室与车厢严格密封隔离，车内设专门的污染物品放置区域，配备防护用品、消毒剂、快速手消毒液。

（3）转运时应保持密闭状态，每次转运完成后及转运下一例患者前均应对车辆进行严格消毒处理。

（4）转运重症患者时，应随车配备必要的生命支持及抢救设备。

5. 车辆消毒

（1）转运过程中：若出现人员呕吐、咳痰或体液、血液喷溅情况，应立即用一次性吸水材料加足量消毒剂或消毒湿巾／干巾对呕吐物进行覆盖,清除呕吐物后,再对呕吐物污染过的地面、车壁等进行消毒处理。

（2）转运结束后:应对车辆进行终末消毒,开窗通风,使用过氧化氢喷雾或含氯消毒剂擦拭消毒车厢及其物体表面。

五、清洁区工作制度

清洁区是进行诊治病区中不易受到患者血液、体液和病原微生物等物质污染及患者不应进入的区域,包括医务人员的值班室、卫生间、男女更衣室、浴室以及储物间、配餐室等。在传染病区的三区划分中,清洁区是相对较安全的区域,但也是管理上较易麻痹与松懈的区域。由于工作人员在此区域中处于个人防护穿戴最简单的状态,若管理不善,极易引发院感事件,因此更应明确其工作制度及管理要求。

【目的】

规范新发突发传染病隔离病区清洁区管理,明确清洁区出入室流线、人员着装及行为规范、物品摆放等要求,以防引起交叉感染。

【依据】

1. WS/T 311—2023《医院隔离技术标准》。

2. WS/T 367—2012《医疗机构消毒技术规范》。

3. GB 15982—2012《医院消毒卫生标准》。

4. WS/T 512—2016《医疗机构环境表面清洁与消毒管理规范》。

5. WS/T 368—2012《医院空气净化管理规范》。

6. 中华人民共和国卫生部令第 48 号《医院感染管理办法》。

7.《医疗机构内新型冠状病毒感染预防与控制技术指南(第三版)》。

8.《新型冠状病毒感染防控方案(第十版)》。

【使用范围】

各新发突发传染病区、发热门诊、标本采集点等按传染病三区划分管理的清洁区。

【责任人】

1. 院感科。

2. 病区护士长。

3. 护理部。

【内容】

1. 区域布局及空间、物品管理要求

（1）区域入口及地面有清晰界线标识,且空间上不与污染区相邻,清洁区与潜在污染区之间必须设立缓冲区域。

（2）通风系统独立,有空气及物表消毒设备,并有完备的手卫生设施可供使用。

（3）采用机械通风装置或压力系统，控制空气流向及压力梯度，使清洁区处于上风位置、高压力梯度区域。

（4）区域内应于醒目处张贴着装规范及管理要求。

（5）区域内物品应分类放置，严禁将污染区及潜在污染区物品带入清洁区，物品及贵重仪器需回收复用时，应经过严格终末消毒并经物表采样检测合格后方可带入。

（6）保持地面及物表清洁，严格落实《医疗机构消毒技术规范》（WS/T 367—2012）《医院空气净化管理规范》（WS/T 368—2012），每日对清洁区物表及地面实施清洁、消毒措施。无人条件下，可采用紫外线消毒灯进行照射消毒，每次持续照射 30~60min；或使用上照式紫外线灯持续照射消毒。

（7）办公桌放置消毒湿巾，除每日常规消毒外，污染时由使用者随时清洁消毒。

（8）马桶使用后必须加盖冲水。

（9）工作人员休息房间每周更换床单、被套，及时清理，保持清洁整齐。

（10）清洁区垃圾按要求正确分类，所有医疗垃圾规范包扎后由污染通道运出。

2. 人员管理

（1）严禁患者进入此区域，工作人员由指定通道进入清洁区，入口门设置门禁系统。

（2）工作人员应着清洁衣物进入清洁区，严禁着污染区及潜在污染区服装进入清洁区。

（3）如为呼吸道传播的新发突发传染病，进入清洁区室内环境的工作人员如达到 2 人以上，应佩戴符合要求的医用外科口罩，执行非必要不摘除口罩，并应当保持至少 1m 的社交距离。

六、缓冲区工作制度

缓冲区是存在于不同污染程度的两个区域间的过渡密闭空间，其作用主要是增加人净措施，防止病原体在三区间的传播，归属于潜在污染区。由于其位置的特殊性，缓冲区的管理直接影响两个相邻区域的环境质量，并对病原体控制造成重大影响。

【目的】

规范缓冲区管理，明确缓冲区出入流线、人员着装及行为规范、空气及物表清洁消毒要求，以降低医院感染的风险。

【依据】

1. WS/T 311—2023《医院隔离技术标准》。

2. WS/T 367—2012《医疗机构消毒技术规范》。

3. GB 15982—2012《医院消毒卫生标准》。

4. WS/T 512—2016《医疗机构环境表面清洁与消毒管理规范》。

5. WS/T 368—2012《医院空气净化管理规范》。

6. 中华人民共和国卫生部令第 48 号《医院感染管理办法》。

7.《医疗机构内新型冠状病毒感染预防与控制技术指南(第三版)》。

8.《新型冠状病毒感染防控方案(第十版)》。

【使用范围】

各新发突发传染病病区、发热门诊、标本采集点等按传染病三区划分管理的缓冲区。

【责任人】

1. 院感科。

2. 病区护士长。

3. 护理部。

【内容】

1. 区域布局及空间、物品管理要求

(1)原则上缓冲区设立在两个相邻空间相交处,区域入口及地面有清晰界线标识,缓冲区门不直线相对,开门方向应朝向污染相对较重一方。

(2)通风系统独立,有空气及物表消毒设备,有完备的手卫生设施及必要的防护用品。

(3)采用机械排风装置或负压系统,控制空气流向及压力梯度,使缓冲区处于清洁区下风位置及较低压力梯度,同时处于污染较重区域的上风位置及较高压力梯度区域,缓冲区应避免机械正压送风。

(4)缓冲间内应单向流线出入,不共用缓冲间。

(5)缓冲区内应尽量减少建筑缝隙及家具物品等摆放,严禁作为储存间使用。

(6)缓冲区内所有物品应视同污染区物品,不可逆行带入清洁区,如需带入须经有效消毒后方可带入;同时严禁将未经有效消毒处理的污染区及潜在污染区物品带入缓冲区。

(7)保持地面及物表清洁,严格落实《医疗机构消毒技术规范》(WS/T 367—2012)《医院空气净化管理规范》(WS/T 368—2012)每日对缓冲区物表及地面实施清洁、消毒措施。

(8)缓冲区内垃圾视同污染区垃圾,必须应用双层医疗废物包装袋密闭封口后,经由污物通道带出,按感染性废物统一处理。

2. 人员管理

(1)进入缓冲区需由指定入口进入,并保持出入单向流线,严禁逆行进入缓冲区。

(2)缓冲区的门不可同时开启,避免区域间的空气流通,有条件的医院应采用双门/三门互锁装置进行控制。

(3)进入、离开缓冲区时均应执行手卫生。

(4)离开缓冲区的工作人员应按即将进入的下一区域着装要求进行穿戴及防护。

(5)避免2人以上同时进入缓冲区,并减少交谈及停留。

七、污染区工作制度

污染区是指传染病患者和疑似传染病患者接受诊疗的区域,包括被其血液、体液、分泌物、排泄物等污染的物品暂存和处理的场所,包括病房、处置室、污物间以及患者入院、出院处理室等。污染区是控制传染源的重点区域,必须对污染区的环境物表、人员活动、行走流线等进行严格管控,才能有效控制感染,防范医院感染事件的发生。

【目的】

规范污染区管理,明确污染区消毒隔离要求,有效管理疑似或确诊的新发突发传染病患者,避免医院感染事件发生。

【依据】

1. WS/T 311—2023《医院隔离技术标准》。

2. WS/T 367—2012《医疗机构消毒技术规范》。

3. GB 15982—2012《医院消毒卫生标准》。

4. WS/T 512—2016《医疗机构环境表面清洁与消毒管理规范》。

5. WS/T 368—2012《医院空气净化管理规范》。

6. 中华人民共和国卫生部令第 48 号《医院感染管理办法》。

7.《医疗机构内新型冠状病毒感染预防与控制技术指南(第三版)》。

8.《新型冠状病毒感染防控方案(第十版)》。

【使用范围】

各新发突发传染病病区、发热门诊、标本采集点等按三区划分管理的污染区。

【责任人】

1. 护理部及病区护士长。

2. 院感科。

【内容】

1. 区域布局及空间、物品管理要求

(1)安排布局时应充分考虑自然风向,尽量使传染病病房位置处于整个区域下风或侧风位置,以减少空气逆流对清洁区空气质量造成影响。

(2)三区之间应设置缓冲区域,避免发生空气对流。

(3)污染区应分别设立工作人员、患者、污物出入口及通道,确保流线不交叉,不回流,同时确保工作人员及患者入口分设楼体两侧,工作人员入口设置门禁系统。

(4)病区应设置负压系统及强制排风措施控制空气流向,保证病区空气质量及人员安全。病区外走廊定期开窗通风,每日至少 1 次,每次≥30min。

(5)病房床间距≥0.8m,并配备快速手消毒装置及非接触式洗手装置。

(6)无人条件下,可采用紫外线消毒灯进行照射消毒,每日至少 2 次,每次持续照射 30~60min,应用紫外线灯及空气消毒机进行消毒时应注意保持空间密闭不与室外空气流通。

2. 人员管理

（1）工作人员管理

1）此区域严禁无关人员出入,工作人员进入前做好充分准备,尽量集中处理工作,避免不必要的重复进入。

2）工作人员进入前须参照相应医院感染管理规范及制度,完成多部门培训并且熟练掌握病区布局、工作流程及个人防护技术,经考核合格方可进入。

3）工作人员在污染区工作中应根据人员的实际工作种类、风险暴露程度、工作现场条件等进行个人防护。应遵循《医院隔离技术标准》(WS/T 311—2023)的有关要求,正确选择并穿脱防护用品。

4）医务人员应熟练掌握防护用品选择指征及使用方法,穿戴防护用品前先检查用品质量,能正确且熟练地穿脱防护用品,脱卸时须双人互相监督,感控员通过监控查看并及时纠正流程,防范职业暴露。

5）工作中如需接触多重耐药菌感染患者或单间隔离患者,须在原有的防护基础上加穿一次性隔离衣,戴一次性外科手套,出房间前脱去隔离衣及手套并进行手卫生,隔离衣根据使用情况每 4h 更换一次,或一用一更换。

6）工作人员进行诊疗及护理活动时,应处于上风口端,如为负压病房,则应远离回风口。

（2）患者管理

1）患者由患者通道出入病房,建议出入口处设置门禁管理,患者进入病区应更换病号服。患者出院、转院时,应当更换干净衣服后方可离开。

2）患者的诊疗护理工作和日常生活均尽量在病房内完成,患者应尽量减少携带个人物品。

3）患者需外出检查时,隔离病房应提前通知检查科室患者出发时间,便于检查科室做好个人防护及相关环境物品准备,同时为患者佩戴医用外科口罩、一次性外科手套和医用防护鞋套。

4）呼吸道传播的新发突发传染性疾病患者应注意尽量减少产生气溶胶的操作如雾化,若必须进行,宜在专用单间内进行,同时操作人员应佩戴医用正压防护头罩。

八、工作人员闭环管理制度

为新发突发传染病患者提供诊疗救治服务的工作人员建议实施集中住宿、集中管理模式,进出闭环实施严格的健康监测、医学观察及审核流程。为降低医务人员感染及交叉感染风险,特制订工作人员闭环管理制度。

【目的】

避免交叉感染,降低医院感染风险。

【依据】

1. 中华人民共和国卫生部令第 48 号《医院感染管理办法》。

2. GBZ/T 213—2008《血源性病原体职业接触防护导则》。

3. 《医疗机构内新型冠状病毒感染预防与控制技术指南（第三版）》。

【使用范围】

发热门诊、留观病房及新发突发传染病隔离病区工作人员。

【责任人】

1. 院感科。

2. 医务部。

3. 护理部及病区护士长。

4. 第三方公司。

【内容】

1. 集中居住点应设隔离人员单一出入口及专用通道，采用物理隔断方式不与其他人员混杂，同时配备监控设备，用于问题回溯。

2. 所有接触新发突发传染病的高风险工作人员，均需定点集中居，其间不接触其他人员、禁止回家及擅自离开集中居住点。

3. 集中居住管理　一律采取单人单间居住，禁止串门、私访或会客。

4. 每日登记管理　集中居住点出入口设专职人员 24h 值守，负责人员出入登记、签名，记录时间需精确到分钟。

5. 现场督导管理　以工种为单位，设立管理小组，如医生（医技）组、护理组、后勤保障组。各组组长与感控员进行联合督导，现场查看人员集中居住情况是否符合医院感染管理要求。

6. 人员定位管理　应用手机软件或定位系统，确保人员在工作区域及休息区域均能定位识别。

7. 健康监测管理　由感控员根据各主管部门提供的人员档案及防疫资料建立健康管理台账（包括疫苗接种、抗体检测、基础健康状况、每日健康监测情况等），并及时更新名单信息上交院感科存档。

8. 健康保障　集中居住点应配备适量健身设施及活动区域，在合理感控管理的同时为隔离人员提供必要的身体锻炼及休闲条件；同时制订集中居住人员疾病就医及心理干预治疗办法，保证其身心健康。

9. 交通要求　专车、专人接送，执行二点一线、上车打卡、隔位乘车制度；不得自行驾车或乘坐其他交通工具。

10. 车辆消毒　每日用 500mg/L 含氯消毒剂进行物表（含座椅）擦拭消毒 2 次，30min后再用清水去残留，建立并落实台账或登记表。

第七节　患者管理制度

为进一步规范和加强新发突发传染病患者的入院管理、住院管理、出院管理、随访管理等工作,实现全流程管理,提高护理质量,特制订患者管理制度。

一、入院管理制度

医院要健全并严格落实患者入院管理制度和流程。根据患者的特殊需要,为患者提供针对性的护理服务,确保患者顺利入院,及时进行诊治。

【目的】

加强新发突发传染病患者入院管理,确保患者顺利入院,及时进行诊治。

【依据】

1.《"十四五"卫生健康标准化工作规划》。

2. 国卫办医发〔2020〕11 号《国家卫生健康委办公厅关于进一步加强医疗机构护理工作的通知》。

【使用范围】

新发突发传染病隔离病区。

【责任人】

新发突发传染病隔离病区护士长

【内容】

1. 新发突发传染病患者按疫情管理规定转运至定点医院。

2. 有条件的医疗机构应将呼吸道传播新发突发传染病患者安置到负压隔离病房,疑似患者应进行单间隔离,确诊同种同源患者可多人安置于同一房间。

3. 非负压隔离病房应通风良好,可采取排风(包括自然通风和机械排风),也可采用循环风空气消毒机进行空气消毒。

4. 新发突发传染病患者通过专用入院通道,经接诊医护核对患者入院资料及患者身份后,根据患者病情接入相应病区。

5. 新发突发传染病危重患者入院时,应使用转运床,携带监护设备、急救仪器及药物推入病房,病房工作人员根据患者情况提前做好相应抢救准备。

6. 针对精神病患者、智力低下、有自杀和自伤倾向、儿童等新发突发传染病患者入院,应做好相应安全措施,保证患者安全。

7. 如接诊即将分娩的新发突发传染病孕妇,由接诊工作人员立即采用转运床或轮椅送至指定病房,保障孕妇及胎儿安全。

8. 责任护士通过网络系统收集患者信息,尽快办理入院。

9. 责任护士做好患者入院宣教、健康教育、生命体征监测及入院各项评估并做好记录。评估存在危险因素的患者给予安全措施的宣教及落实护理措施,确保患者安全。

二、患者住院管理制度

为降低新发突发传染病在隔离病区的传播风险,规范护理人员的行为,避免医院感染事件发生,保证患者安全,提高护理质量,特制订本制度。

【目的】

加强新发突发传染病隔离病房管理,确保各项工作规范有序,保证患者安全,体现人文关怀。

【依据】

1.《"十四五"卫生健康标准化工作规划》。

2. 国卫办医发〔2020〕11 号《国家卫生健康委办公厅关于进一步加强医疗机构护理工作的通知》。

3. 卫医政发〔2009〕49 号《综合医院分级护理指导原则(试行)》。

【使用范围】

新发突发传染病隔离病区。

【责任人】

新发突发传染病隔离病区护士长。

【内容】

1. 新发突发传染病隔离病区由护士长负责管理,指定专职人员负责感控工作。

2. 病区应严格划分清洁区、潜在污染区、污染区,各区必须设立隔离标志,标识醒目。

3. 病区制定感染管理制度并有效落实。病区所有工作人员须严格落实消毒隔离制度,规范着装后方可上岗。

4. 定期自查医院感控工作,及时讨论并分析感控员的检查反馈,持续改进感控质量。

5. 根据新发突发传染病护理常规、护理级别和患者病情及时巡视患者,密切观察病情,动态掌握患者情况,制订护理计划,注重用药、检查及疾病相关知识等宣教,体现新发突发传染病专科护理特色。全面履行护理职责,为患者提供医学照顾及心理疏导。

6. 病区出入口宜设门禁系统。进入病区的各类人员、不同物品,应按规定走专用通道。遵循清洁区→潜在污染区→污染区的流向,不得逆流,特殊情况须报备并经严格消毒处理。

7. 保持病房清洁、整齐、安静、舒适、安全、通风,布局合理,设置规范,避免噪声,工作人员做到说话轻、走路轻、关门轻、操作轻。

8. 保持患者床单位清洁舒适,床单、被服污染时随时更换,更换后按照流程由专用通道消毒处理。

9. 住院患者需佩戴医用外科口罩,定时更换。患者不得随意离开病房。

10. 征求患者意见,了解患者需求,根据反馈意见采取改进措施,不断提高患者满意度。

11. 新发突发传染病患者原则上不探视,无陪护。

三、出院管理制度

以患者为中心,为新发突发传染病出院患者提供有针对性地帮助和支持,确保护理服务连续性,满足患者需求。

【目的】

确保新发突发传染病患者及时顺利出院,确保延续性护理服务落实。

【依据】

1.《"十四五"卫生健康标准化工作规划》。

2. 国卫办医发〔2020〕11 号《国家卫生健康委办公厅关于进一步加强医疗机构护理工作的通知》。

3. 卫医政发〔2009〕49 号《综合医院分级护理指导原则(试行)》。

【使用范围】

新发突发传染病隔离病区。

【责任人】

新发突发传染病隔离病区护士长。

【内容】

1. 患者经医生评估满足出院标准者予以出院。

2. 医生开具出院医嘱,责任护士通知患者,准备出院。

3. 为患者进行健康教育,如做好自我健康监测,出现异常及时复诊。做好出院饮食指导及活动指导。

4. 有出院带药者做好用药指导。

5. 保持适量运动。

6. 患者离院后,核实住院费用无误后办理出院,按要求完成病历归档工作。

7. 患者个人物品进行彻底消毒,由护士陪同患者经出院专用通道携带个人物品出院。

8. 按终末消毒流程,做好床单位及病房的消毒。

9. 为出院患者提供延续性护理服务,通过电话、短信、微信、网络等多种形式提供随访服务。

四、随访管理制度

新发突发传染病患者康复出院,做好康复指导,体现人文关怀,根据个体差异制订随访计划,落实延续性服务。

【目的】

规范新发突发传染病出院患者随访管理。

【依据】

《"十四五"卫生健康标准化工作规划》。

【使用范围】

新发突发传染病隔离病区出院患者。

【责任人】

医院负责随访的部门。

【内容】

1. 由随访小组根据患者个体情况制订随访计划,主管随访人员负责落实。

2. 出院前由主管随访人员与患者做好沟通,告知随访计划,取得配合。

3. 主管随访人员收集并登记患者信息。

4. 出院患者出现相关症状,应及时指导并转至指定医疗机构进一步排查治疗。

5. 外省市患者返回当地,须将患者信息报送至相关部门,由相关部门向患者接收地推送患者信息,做好随访工作。

第八节　应急期间护理督查制度

新发突发传染病暴发时,护理工作受多方因素影响,包括空间布局、时间安排、护理流程等。为确保应急期间的护理安全,现制订应急期间护理督查制度。

【目的】

确保护理质量,保障护理安全。

【依据】

1. 联防联控机制综发〔2021〕88号《关于进一步加强医疗机构感控人员配备管理相关工作的通知》。

2.《关于推动公立医院高质量发展的意见》。

【使用范围】

新发突发传染病隔离病区及发热门诊等护理单元。

【责任人】

新发突发传染病隔离病区护士长、发热门诊护士长。

【内容】

1. 落实三级质控体系,对病区护理质量进行动态督查。

2. 实行院感网格化管理,人人都是院感责任人。

3. 督查形式　以清单方式进行督查,清单内容根据疫情态势及时进行调整及补充。运用多元化督查方式,提高应急期间护理质量。

4. 科学制订质量督查评价指标,符合应急期间临床实际情况。

(1) 根据应急期间病区实际情况建立督查评价指标。

(2) 护理督查评价指标应符合护理质量标准。

5. 护理部通过讲评、带教等方式提高护士长督查能力,使督查结果更加客观、专业。

6. 应急期间建立责任制专项督查模式,督查结果及时反馈、整改,做到护理质量持续改进。

7. 护理督查过程应融入人文关怀精神。

第九节　应急期间护理质控制度

护理质量控制(简称质控),是有组织、有计划地通过对护理活动进行查核,并评价其是否符合预制标准或要求,进一步发现工作中存在的问题,制订措施并加以改进,从而提高护理质量的过程。护理质控是保证护理工作质量的重要方式。

【目的】

规范新发突发传染病期间护理质控管理,提高护理水平。

【依据】

《医疗机构内新型冠状病毒感染预防与控制技术指南(第三版)》。

【使用范围】

新发突发传染病期间门诊预检分诊、发热门诊、留观病房及隔离病区。

【责任人】

各科室护士长

【内容】

1. 成立护理质量与安全管理小组,并制订应急期间护理应急质控管理方案。

2. 明确各级质控管理职能,制订质控管理标准。

3. 质控小组集体讨论制订质量标准,质控人员根据质量标准进行质控检查。

4. 对质控检查中存在的问题建立台账,须立即整改的问题,立即进行整改,并跟踪评价。

5. 利用视频监控平台、信息系统、现场督导检查等多种形式进行护理质控。

6. 各科室及护理部定期组织质控会议,反馈存在的问题,分析原因,落实整改措施。必要时设立专项改进项目组。

7. 发热门诊护理质控检查表见附录1。

8. 留观病房护理质控检查表见附录 2。

9. 隔离病区的护理质控检查表见附录 3。

10. 新发突发传染病患者特级护理质量评价标准见附录 4。

11. 新发突发传染病患者一级护理质量评价标准见附录 5。

第四章

新发突发传染病常见症状体征的护理

　　随着社会环境、人类生产生活方式的变化,国内外人员流动的增加以及疾病流行谱的变化,各种新发和突发传染病仍不断出现,且在全球传播和流行,新发突发传染病严重威胁人类健康。因新发突发传染病多无特效药,因此症状的控制是新发突发传染病治疗效果评价的重要标准之一,也是提高患者生活质量的重要内容。对新发突发传染病患者相关症状的评估和护理成为临床诊疗的关键环节。本章主要介绍新发突发传染病患者常见症状的评估和护理。

第一节　呼吸道传播新发突发传染病常见症状体征的护理

　　呼吸道传播新发突发传染病通常是指病原微生物由传染源口、鼻排出,以空气为媒介,经其他人或动物的呼吸道吸入引起传播的、新出现的或在特定地区突然增多的传染病。呼吸道传播新发突发传染病已经严重地危害了我国广大人民的生命安全,如新型冠状病毒感染、严重急性呼吸综合征(SARS)、中东呼吸综合征(MERS)、人感染高致病性禽流感等。由于呼吸道传播途径的易行性,病原体可以在短时间内迅速在人群中传播,造成大规模流行。呼吸道传播新发突发传染病常见的症状和体征包括发热、咳嗽咳痰、疼痛、呼吸困难等,及时识别这些症状和体征可以帮助医护人员在疾病早期发现病例,从而迅速采取针对性的隔离和治疗措施,提高救治成功率,保障公共卫生安全。

一、发热

　　体温是人体一项重要的生命体征,体温的正常和稳定是保证机体新陈代谢和生命活动正常进行的必要条件。发热是指当感染性或非感染性因素导致体温调节中枢出现功能障碍时,体温调节中枢调定点上移,而引起调节性体温超出正常范围的状况。以口腔温度为标准,发热程度可分为:低热,37.3~38.0℃;中热,38.1~39.0℃;高热,39.1~41.0℃;超高热,41℃以上。发热是呼吸道传播新发突发传染病患者的常见症状,多为病原体感染人体引起,属于感染性发热。

【临床表现】

发热的过程分为体温上升期、高热持续期和退热期三个时期。①体温上升期:患者散热减少,产热增加,产热大于散热,体温上升。临床表现为畏寒、寒战、无汗、皮肤苍白。此期的时间可长可短。②高热持续期:此期为机体产热和散热在高水平上保持平衡,体温维持在较高状态,临床表现为面色潮红、皮肤灼热、口唇干燥、呼吸和脉搏加快。③体温下降期:此期特点是散热增加而产热减少,体温恢复至正常调节水平。临床表现为大量出汗和皮肤温度下降。老年体弱及心功能不佳者,容易出现血压下降、脉搏细速、四肢厥冷等虚脱现象。如果体温突然下降,脉搏、呼吸增快,全身症状加重,则是病情恶化的表现。

以口腔温度为例,常见的热型包括稽留热(体温持续在 39~40℃,1 日内波动在 1℃内,持续数天)、弛张热(体温在 39℃以上,但 1 日内波动在 2℃以上)、间歇热(体温在 39℃以上,数小时后下降至正常,后又再次发热)、不规则发热(发热持续时间不定,体温波动较大)等。呼吸道传播新发突发传染病发热的临床表现见表 4-1。

表 4-1　呼吸道传播新发突发传染病发热的临床表现

疾病	临床表现
甲型 H1N1 流感	发热在起病时即出现,体温可达 39~40℃,儿童发热程度常高于成人,少数患者无发热或症状轻微,无并发症者多于发病 3~5d 后发热逐渐消退
H7N9 禽流感	体温大多持续在 39℃以上,持续时间 1~7d,多为 3~4d,可伴有流涕、鼻塞、咳嗽、咽痛、头痛和全身不适。少数患者还伴有恶心、腹痛、腹泻、稀水样便等症状
肺结核	一般表现为长期低热,于午后或傍晚开始,次晨降至正常,可伴有疲倦、乏力、夜间盗汗、食欲减退、体重减轻,或无明显自觉不适;有的患者表现为体温不稳定,于轻微劳动后体温略见上升,经休息半小时以上仍难平复;妇女于月经期前体温增高,月经后亦不能迅速恢复正常。当病灶急剧进展扩散时则出现高热,呈稽留热或弛张热,可伴畏寒,但很少有寒战
SARS	典型患者早期以发热为首发症状,体温 >38℃,偶有畏寒。有少数患者不以发热为首发症状,尤其是有近期手术史或有基础疾病的患者
MERS	发热(≥38℃)为首发症状之一,常伴随咳嗽、气促、肌肉关节酸痛,通常表现为重症肺炎呼吸道感染,起病急,病情进展迅速,并迅速发展至肺炎,往往需要呼吸机支持,最后患者多会因为呼吸系统衰竭而死亡
COVID-19	发热通常作为大多数感染者的首发症状,在接触后 14d 内发生,有些出现 39℃以上的高热,有些出现 38℃以下的轻度发热

【护理评估】

1. 主观评估

(1) 倾听患者的主诉,了解发热开始时间、变化轨迹、伴随症状。

(2) 评估患者心理和认知状态。

2. 客观评估

(1) 测量患者的体温、脉搏、呼吸、血压。评估患者的热型,了解体温变化的曲线。

(2) 检查患者的皮肤弹性、是否有皮疹、是否有淋巴结肿大、心肺有无异常、肝脾有无肿大。

(3) 观察患者的神志。

(4) 评估营养状况:体重、体重指数(body mass index,BMI)、脂肪与肌肉含量。

(5) 实验室检查:血、尿、便常规及病原学、血清学、肝功能、胸部 X 线检查等。

【护理措施】

1. 加强病情观察

(1) 密切监测体温,并观察其他临床表现,防止出现呼吸异常、抽搐和神志不清等现象,及时向医生反馈临床信息,根据医嘱对症处理。

(2) 发热的患者应每隔 4h 测量体温一次,体温恢复正常 3d 后,可递减为每日测量 2 次体温。注意观察患者的面色、脉搏、呼吸、血压、食欲、出汗、排尿等,皮肤有无弹性或干燥,有无皮疹。

(3) 在应用解热镇痛药后,应在半小时后复测体温,并密切观察有无虚脱,尤其是心功能不全的患者、老年人或婴幼儿。

(4) 监测患者的血常规、血电解质的情况,尤其关注血钠、血钾水平。了解有无脱水的先兆。

2. 环境

(1) 维持室温在 18~22℃,湿度在 50%~70%,协助患者处于舒适体位。

(2) 保持空气流通。

(3) 发热患者可出现躁动等症状,应避免刺激,保持安静的环境。高热者要注意安全,避免头晕或谵妄症状导致跌倒。

(4) 发热前常常有畏寒、寒战,应注意保暖,尤其是四肢。但体温下降期,应撤去保暖措施,以免影响散热。

3. 物理降温　对中等程度以下的发热,可采用物理降温。物理降温有局部和全身冷疗两种方法。体温超过 39℃时,可采用冷湿敷、冰袋等局部冷疗方法;体温超过 39.5℃时,可采用温水拭浴、乙醇拭浴等全身冷疗方法达到降温目的。但寒战期间的患者不能冷敷或擦浴。所有的物理降温措施使用后半小时均应复测体温,并做好记录和交班。

4. 药物降温　不同病原体感染引起的发热须进行针对性治疗,护理人员应了解治疗药物的作用、用法、剂量、用药间隔时间和药物的不良反应等。严格按规定用药,以保证药物疗效。

5. 舒适护理

（1）休息与饮食：嘱患者发热时要卧床休息，减少体力、能量的消耗，协助满足患者的各种生活需要。宜食高蛋白质、高热量、高维生素、清淡、易消化饮食；忌食辛辣、油炸食物，戒烟限酒，可适当增加蔬菜类食物，少食多餐，高热期间进食流质或半流质，不能进食者行静脉输液或鼻饲。高热期间患者应大量补充水分，保证每日的液体摄入量在 2 000~3 000ml。

（2）口腔护理：高热时唾液分泌减少，口腔黏膜干燥，容易发生舌炎、牙龈炎、口腔黏膜溃疡、口角炎，也容易造成真菌感染，因此预防性的口腔护理十分必要。督促患者每日 3 次定时漱口，保持口腔清洁。口唇干裂者要及时涂抹甘油。

（3）皮肤护理：体温下降时出汗较多，注意保持床单清洁、干燥，汗湿的衣裤及时更换。使用温水擦浴，保持皮肤清洁，定期翻身，尤其要避免皮肤因发热出汗而发生压力性损伤。

6. 用药指导　发热期间物理降温效果不理想时，应遵医嘱药物降温。严格按医嘱给药，仔细交代用法、剂量、时间及注意事项，注意观察疗效及不良反应。对使用解热药物及物理降温措施后致大量出汗的患者，要严密监测心率、血压的变化，防止虚脱、休克的发生。及时向医生汇报病情，以便及时处理。

7. 心理护理　呼吸道传播新发突发传染病患者多病程长，患者常有烦躁、焦虑等情绪，医护人员应多与患者交谈，安慰患者，了解患者的需要、困难，满足其合理要求。

8. 健康教育　注意病愈初期机体的休养，避免过度劳累。适当进行体育锻炼，如保健操、太极拳、气功等，增强体质。冬季应注意防寒保暖，盛夏不可贪凉露宿。

二、咳嗽与咳痰

咳嗽是呼吸道受到刺激后引发的紧跟在短暂吸气后的一种保护性反射动作，是机体的防御性神经反射，有利于清除呼吸道分泌物和有害因子，是呼吸系统疾病的常见症状。咳嗽是由于延髓咳嗽中枢受刺激引起，刺激主要来自耳、鼻、咽、喉、支气管、胸膜等感受区，经迷走神经、舌咽神经和三叉神经的感觉神经纤维传入延髓咳嗽中枢，再将冲动传向喉下神经、膈神经和脊髓神经等运动神经，引起咽肌、膈肌和其他呼吸运动来完成咳嗽动作。对于呼吸道传播新发突发传染病来说，咳嗽是常见症状之一。

【临床表现】

咳嗽按性质又可分为干咳与湿咳，建议以每日痰量 >10ml 作为湿咳的标准。咳嗽声音的特点，也就是音色主要包括：咳嗽声音嘶哑、鸡鸣样咳嗽、金属音咳嗽、咳嗽声音低微或无力等。长期剧烈的咳嗽可致呼吸肌疲劳、酸痛，使患者不敢有效咳嗽，并可头痛、失眠，或因食欲减退、机体能量消耗增加导致明显消瘦。剧烈咳嗽可因脏层胸壁破裂发生自发性气胸，或因呼吸道黏膜上皮受损产生咯血。呼吸道传播新发突发传染病咳嗽的临床表现见表 4-2。

表 4-2　呼吸道传播新发突发传染病咳嗽咳痰的临床表现

疾病	临床表现
甲型 H1N1 流感	咳嗽,少痰。重症者咳脓痰、血痰
人感染 H7N9 禽流感	主要表现为咳嗽,少痰,重症患者可出现咯血痰
肺结核	浸润型肺结核咳嗽轻微,干咳或仅有少量黏液痰,有空洞形成时痰量增加,若继发感染,痰呈脓性。合并支气管结核则咳嗽加剧,可出现刺激性呛咳伴局限性哮鸣或喘鸣
SARS	早期可有咳嗽,多为干咳、痰少,偶有血丝痰;进展期出现频繁咳嗽
中东呼吸综合征	主要以干咳为主,偶有咯血
新型冠状病毒感染	主要表现为干咳

【护理评估】

1. 主观评估

（1）倾听患者的主诉,了解患者的职业、吸烟史、用药史等。询问起病急缓、咳嗽开始的时间、病程与规律、咳嗽的性质、持续时间、音色及有无痰液及其量、颜色、性质等。了解有无发热、胸痛、呼吸困难、意识改变等伴随症状。

（2）评估患者心理和认知状态。

（3）评估患者咳嗽缓解是否与体位相关。

2. 客观评估

（1）测量患者的体温、脉搏、呼吸、血压,尤其注意监测患者的呼吸及咳嗽、咳痰情况。

（2）观察患者体型,检查上呼吸道是否有异常,如咽部黏膜充血,咽后壁淋巴滤泡增生,黏性分泌物附着,鼻黏膜苍白水肿或充血。

（3）听诊患者的肺部情况,辨别患者是否存在异常呼吸音或胸膜摩擦音等。

（4）观察患者的神志,有无发绀表现,观察患者皮肤、口唇颜色,肢端皮肤温度。

（5）辅助检查:胸部 X 线检查、肺功能检查、支气管激发试验、诱导痰细胞学检查、食管反流监测、呼出气一氧化氮（FeNO）检测、支气管镜检查及血常规等。

【护理措施】

1. 加强病情观察　密切监测患者生命体征变化,注意观察患者呼吸及咳嗽、咳痰情况,并观察其他临床表现,防止出现低氧血症、呼吸异常、抽搐和神志不清等症状,及时向医生反馈患者状况,根据医嘱对症处理。

2. 用药指导　避免剧烈咳嗽,剧烈咳嗽者遵医嘱给予药物治疗。严格按医嘱给药,仔细交代用法、剂量、时间及注意事项,注意观察疗效及不良反应。如服用止咳糖浆时不宜饮水,以免冲淡药物,降低疗效,服用多种药物时最后服用止咳糖浆。

3. 环境

（1）维持室温在 18~22℃,湿度在 50%~60%,使呼吸道发挥自然防御功能。

（2）保持空气新鲜和流通,禁止室内吸烟,防止灰尘和特殊气味的刺激。

（3）保持安静,减少噪声,协助患者取舒适体位。

4. 舒适护理

（1）休息与饮食:保证患者充足的休息,协助满足患者的生活需要。宜食高蛋白质、高热量、高维生素、清淡、易消化饮食;忌食辛辣、油炸、烟酒,可适当增加蔬菜类食物,保证每日的饮水量在 1 500ml。

（2）口腔护理:保持口腔清洁,饮食后漱口,防止继发感染。

5. 告知检查配合注意事项,以取得配合

（1）痰液检测:指导患者晨起用清水漱口,深呼吸,用力咳嗽咳出气管深部的痰液,避免混入口水,加盖送检,必要时可以协助拍背。若为黄色、灰色、铁锈色、血性、脓性、稠厚、呈现团块状的标本,则提示标本初步合格;若混有明显食物残渣、纸屑杂物,则为不合格标本,需再次采集标本。

（2）纤维支气管镜检查:术前让患者了解纤维支气管镜检查的意义和目的、检查过程和检查后注意事项,缓解患者心理压力和紧张焦虑的情绪,局部麻醉时应在检查术前 4h 开始禁食,术前 2h 开始禁水;全身麻醉时应在支气管镜检查术前 8h 开始禁食,术前 2h 开始禁水,并取下全部活动义齿。检查过程中,保持心情放松,张口呼吸,在检查过程应中避免抬头或者摇头。术后嘱咐患者卧床休息,局部麻醉结束 2h 后或全身麻醉结束 6h 后方可进食、饮水,以避免因咽喉仍处于麻醉状态导致误吸。术后出现胸痛、声嘶等症状是正常的,无须过度紧张。如果术后出血较多,应立即报告医生及时处理。

（3）肺功能检查:检查前介绍肺功能检查的目的及意义,讲解相关知识,以身示范,受检者放松状态下,口含咬口,一定要夹上鼻夹,平静呼吸记录平稳的潮气呼吸至少 3 次后,令受检者在平静呼气末最大深吸气至肺总量位后再作缓慢呼气至残气位,随后恢复平静呼吸 2~3 次。在掌握相关方法之后再进行肺功能检查。检查过程中鼓励患者放松紧张情绪,以放松的身心状态进行。检查后指导患者休息。

6. 心理护理　呼吸道传播新发突发传染病病程长,患者常有烦躁、焦虑等情绪改变,医护人员应多与患者交谈,安慰患者,了解患者的需要、困难,满足其合理要求。

7. 健康教育　避免诱因,避免剧烈活动、过度劳累,避免接触冷空气、粉尘、烟雾等。避免使用引起咳嗽的药品及物品,如出现症状应立即停止使用。戒烟,适当进行体育锻炼,如保健操、太极拳、气功等,增强体质。冬季应注意防寒保暖,盛夏不可贪凉露宿。

8. 辅助排痰措施

（1）有效咳嗽:有效咳嗽的训练适用于神志清醒且尚能咳嗽的患者。操作前,护士需评估患者意识、咳嗽是否有效、对咳痰的耐受程度、肺部湿啰音等情况。在护士的指导下,患者取坐位或半卧位,屈膝,上身前倾,双手抱膝或在胸部和膝盖上置一枕头并用两肋夹紧,深吸气后屏气3s(有伤口者,护士应将双手压在切口的两侧),然后患者腹肌用力,两手抓紧支持物(脚和枕),用力做爆破性咳嗽,将痰液咳出。

(2)气道湿化:主要包括湿化治疗和雾化治疗两种方法。气道湿化后帮助患者翻身、拍背,及时排出痰液,尤其是体弱、无力咳嗽者,防止窒息。控制湿化温度,避免湿化过度,以免引起黏膜水肿和气道狭窄,使气道阻力增加,诱发支气管痉挛。严格无菌操作,加强口腔护理,避免呼吸道交叉感染。

(3)胸部叩击:胸部叩击前评估痰液潴留部位,避开乳房、心脏、骨突的部位,力量适中。叩击应安排在餐后2h或用餐30min前,每次叩击时间3~5min,过程中密切观察患者的反应。胸部叩击完成后协助患者咳出痰液,做好口腔护理,观察痰液情况,再次评估肺部呼吸音及啰音等变化。

(4)体位引流:置患者于特殊体位,将肺与支气管所存积的分泌物,借助重力作用使其流入大气管并咳出体外,称体位引流。适用于痰量较多、呼吸功能尚好的患者,可起到重要的治疗作用。引流前护士需向患者讲述引流的具体方法和操作目的,引流时间选择饭前或饭后2h。引流前应评估痰液位置,根据病变部位不同采取不同的体位进行引流。护士指导患者深呼吸后用力咳嗽,同时结合胸部叩击可以提高引流效果。引流后15min协助患者翻身1次。每次引流时间从5~10min逐渐延长至15~20min。引流期间密切关注患者的面部表情和生命体征,若发生眩晕、呼吸困难和面色苍白等症状,立即停止引流。引流结束后,使用漱口水漱口,祛除痰液气味,并观察痰液颜色和性质等情况,据医嘱留取痰液标本并送检。

(5)机械辅助排痰:取适当体位,给予振动排痰仪进行排痰,设置振动频率10~15Hz,振动时间20~30min,3~4次/d。于肺部下叶部位放置振动叩击头,使叩击头紧贴胸壁皮肤,从外向内、自下向上缓慢匀速地移动叩击头,痰鸣音明显部位,需延长叩击时间;同时指导患者有效咳嗽,帮助排痰。

三、疼痛

疼痛是一种与组织损伤或潜在的损伤相关的不愉快的主观感觉和情绪体验。换言之,疼痛既是一种生理感觉,又包括对这一感觉的情感反应。前者即痛觉,是个人的主观知觉体验,受性格、情绪、经验及文化背景等因素影响;后者又称为痛反应,是机体对疼痛刺激所产生的生理及心理变化,如呼吸急促、血压升高和不愉快的情绪。世界卫生组织将疼痛列为继呼吸、脉搏、血压、体温之后的第五大生命体征。引起疼痛的原因复杂多样,包括创伤、感染、神经病变、癌症、精神(心理)因素等。

【临床表现】

疼痛按程度可以分为微痛、轻度疼痛、中度疼痛、剧烈疼痛。剧烈疼痛者多伴有明显的生理、心理和行为反应,包括痛苦面容、大汗、血压升高、呼吸心率增快、面色苍白、呻吟、哭泣,为缓解疼痛而采取强迫体位,出现休息睡眠障碍、胃肠道功能紊乱,产生不良心理体验,生活工作、社交受到影响。疼痛病因繁多,临床表现也会因病因的不同而有区别。对于呼吸道传播新发突发传染病来说,患者主要出现头痛、咽痛、肌肉酸痛、关节疼痛、腹部或胸背部疼痛等。呼吸道传播新发突发传染病疼痛的临床表现见表 4-3。

表 4-3　呼吸道传播新发突发传染病疼痛的临床表现

疾病	临床表现
甲型 H1N1 流感	主要表现为咽痛、身体疼痛、头痛,少数患者出现肌肉疼痛
人感染 H7N9 禽流感	主要表现为头痛、肌肉酸痛
SARS	主要出现头痛、关节肌肉酸痛、胸痛等
中东呼吸综合征	患者可出现胸痛、咽痛、肌肉酸痛及腹痛等
新型冠状病毒感染	患者可出现咽痛和肌肉疼痛

【护理评估】

1. 主观评估

(1)倾听患者的主诉,了解疼痛的诱发因素、起病情况、疼痛性质、部位、持续时间、伴随症状等。

(2)评估疼痛对患者的日常活动、情绪、睡眠和社交活动的影响。

(3)评估心理和认知状态和社会支持情况。

2. 客观评估

(1)采用疼痛测评工具动态测评疼痛的程度和性质,疼痛测评工具包括视觉模拟量表、词语描述量表、数字评定量表和面部表情疼痛量表等。

(2)辅助检查:血常规、尿常规、便常规、病原学、血清学、红细胞沉降率、类风湿因子、尿酸、C 反应蛋白、胸部 X 线、CT 及 MRI 检查等。

【护理措施】

1. 加强病情观察

(1)重视患者的主诉,观察疼痛的部位、发作方式、程度、性质、开始时间、出现时间以及疼痛时的伴随症状。

(2)观察患者的生命体征情况,特别是疼痛发作时生命体征的变化,及时做好记录。

(3)在明确引发疼痛的原因后,遵医嘱使用镇痛药,观察患者疼痛缓解情况,观察有无药物不良反应的发生,及时复评,同时加强生命体征的观察。

2. 减少或消除引起疼痛的原因　护士应协助医生消除或减少引起患者疼痛的原因,避免引起疼痛的诱因。护士在护理操作前予以耐心地解释,操作中动作轻柔,尽量避免给患者增加外源性疼痛刺激。

3. 常用口服镇痛药物及不良反应的观察　口服给药为首选给药途径。根据患者疼痛情况按阶梯给药,一般轻度疼痛可选用非甾体抗炎药;中度疼痛可选用弱阿片类药物或低剂量的强阿片类药物,并可联用非甾体抗炎药以及辅助镇痛药物(镇静剂、抗惊厥类药物和抗抑郁类药物等);重度疼痛首选强阿片类药,并可合用非甾体抗炎药以及辅助镇痛药物(镇静剂、抗惊厥类药物和抗抑郁类药物等)。

(1)非甾体抗炎药:常用于缓解轻度疼痛,或与阿片类药物联合用于缓解中、重度疼痛。常见不良反应有消化性溃疡、消化道出血、血小板功能障碍、肝肾功能损伤以及心脏毒性等。

(2)阿片类药物:是中、重度疼痛首选药物。常见不良反应有便秘、恶心、呕吐、皮肤瘙痒、过度镇静导致嗜睡、头晕甚至呼吸抑制等。便秘是阿片类镇痛药最顽固的不良反应,应指导患者多饮水、多食粗纤维食物,必要时指导患者服用缓泻剂或使用开塞露,甚至行清洁灌肠。对于会引起恶心、呕吐等胃肠道反应的镇痛药指导患者饭后服用,必要时可以遵医嘱使用止吐剂。过度镇静导致呼吸抑制者应暂停使用镇痛药,并及时告知医生。

4. 环境

(1)维持室温在 18~22℃,湿度在 50%~70%,协助患者处于舒适体位。

(2)保持病房安静,集中操作,减少对患者的刺激。

5. 舒适护理　疼痛发作时要卧床休息,减少体力、能量的消耗,协助各种生活需要。保持安静,提供良好的睡眠环境。宜食高蛋白质、高热量、高维生素、清淡、易消化饮食,忌食辛辣、油炸、烟酒,可适当增加蔬菜类食物。

6. 心理护理　呼吸道传播新发突发传染病患者多起病急,需隔离治疗,加之疼痛控制不理想或反复发作而产生恐惧、愤怒、抑郁等不良情绪,护士应尽量满足患者合理需求,耐心倾听患者的主诉,向患者解释隔离治疗及疼痛的机制及必要的相关知识,告知患者保持情绪稳定的重要性,并指导患者放松身心、保持良好心境的方法,比如深呼吸、想象、有节律地按摩、听舒缓的音乐、看喜剧电视等,以转移患者的注意力,提高疼痛阈值,增强对疼痛的耐受性。护士应动员患者的亲朋好友多与患者沟通,为患者提供适当的鼓励、安慰、关心和照顾,以减轻患者的孤独感,增强其控制疼痛的信心。

7. 健康教育　指导患者出现疼痛不能擅自用药,以免掩盖引起疼痛的病因。就医时要正确叙述疼痛的性质,在医生的指导下合理、规律应用镇痛药和其他镇痛的方法。告知镇痛药的不良反应,如有不适,及时告知医护人员。教会患者保持乐观的情绪和积极放松的心态。

四、呼吸困难

呼吸困难是指患者自觉氧气不足、呼吸费力。客观上表现为呼吸用力,伴有呼吸频率、深度与节律的异常。重者可出现鼻翼煽动、张口呼吸、端坐呼吸,甚至发绀,辅助呼吸肌也参与呼吸运动。呼吸困难可见于各种疾病,常见的原因有呼吸系统疾病、循环系统疾病、血液系统疾病、神经精神性因素以及中毒等。

【临床表现】

大多呼吸道传播新发突发传染病对肺部的损害严重,严重者可出现肺纤维化、肺实变,气体交换受损,导致呼吸困难,危重症患者可出现濒死感直至呼吸衰竭死亡。呼吸道新发突发传染病呼吸困难的临床表现见表 4-4。

表 4-4　呼吸道传播新发突发传染病呼吸困难的临床表现

疾病	临床表现
甲型 H1N1 流感	重症患者出现呼吸困难及呼吸衰竭
人感染 H7N9 禽流感	重症患者出现呼吸困难及呼吸衰竭
肺结核	粟粒性结核可表现为严重的呼吸困难和顽固性的低氧血症
SARS	早期一般不出现呼吸困难,进展期可出现明显气促和呼吸困难,恢复期逐渐好转
中东呼吸综合征	迅速出现呼吸困难
新型冠状病毒感染	重症患者多在一周后出现呼吸困难和 / 或低氧血症

【护理评估】

1. 主观评估

(1)倾听患者的主诉,了解患者呼吸困难的具体表现、程度、发生速度、持续时间,有无自我采取的缓解措施。

(2)评估是否存在任何伴随的症状,如发热、胸痛等,以及可能的触发因素。

(3)评估患者心理和认知状态。

2. 客观评估

(1)评估口唇、甲床、指 / 趾端皮肤颜色、胸部体征、心率、心律、血氧饱和度等。

(2)听诊肺部,检查是否有呼吸音减弱、哮鸣音、湿啰音或其他异常呼吸音。

(3)辅助检查:血常规、病原学、血清学、肝肾功能、动脉血气分析、胸部 X 线检查、肺功能检查、气道激发试验、心电图、心脏超声检查等。

【护理措施】

1. 加强病情观察

(1)密切监测患者生命体征变化,重点关注呼吸的频率、节律、深浅变化情况,痰液的颜色、量与性质,呼吸困难的程度,动脉血气指标,血氧饱和度,及时向医生反馈临床信息,根据医嘱对症处理。

(2)及时观察患者口唇、甲床、指 / 趾端皮肤颜色,评估发绀程度是否改善。观察患者的意识情况,注意患者的电解质情况。

2. 氧疗与辅助通气

(1)氧疗的护理:根据患者呼吸困难的严重程度、自觉症状及血氧饱和度选择合理的氧疗方式。①经鼻导管持续吸氧 1~5L/min。②简易面罩给氧 5~10L/min。③储氧面罩给氧 5~10L/min。④经鼻高流量湿化氧疗。使用鼻塞、面罩吸氧者,注意耳后皮肤及鼻腔黏膜的保护。

(2)无创机械通气的护理:做好患者的沟通和教育,需要患者的充分配合才能达到治疗效果。告知患者治疗过程中可能出现的各种感觉和症状,以及如何配合呼吸运动,以便与呼吸机相协调。鼓励患者主动咳嗽排痰,注意闭口呼吸,减少漏气等。如有不适,及时告知医务人员。无创通气过程中,密切注意监测患者的意识、生命体征、呼吸形态、节律、呼吸困难缓解情况、血氧饱和度、血气分析结果等。积极预防相关并发症,如器械相关压力性损伤、误吸、吸入性肺炎、胃胀气、漏气等。

(3)有创机械通气的护理:做好患者病情观察,观察和记录 24h 出入量情况。定时检测呼吸机及各项通气参数是否合适,各项报警参数设置是否恰当,报警源处于开启状态。做好气道管理,气道湿化和加温至关重要,维持吸入气体的温度在 32~36℃,相对湿度 100%。适时吸痰,及时清除气道内的分泌物,维持适当的气囊压力,抬高床头 30°~45°,加强营养支持,以提高机体的抵抗力,避免误吸、气道黏膜损伤和呼吸机相关肺炎。患者翻身、活动时保证管道的正确位置,避免非计划性拔管。做好口腔护理、皮肤呼吸和排泄呼吸,保障患者尊严。依据患者病情,及时计划撤机。对意识清醒者,主动关心患者,以缓解其焦虑和无助感。

3. 保持呼吸道通畅 痰液不易咳出者采用翻身叩背辅助排痰法。在呼吸道传播新发突发传染病疫情期间,开放性雾化吸入不作为常规治疗手段,在患者痰多且不易咳出的情况下需要雾化吸入治疗时,医护人员应做好防护。

4. 用药指导 遵医嘱应用支气管扩张药、抗菌药物、呼吸兴奋剂等,观察药物的疗效及副作用。

5. 环境

(1)维持室温在 18~22℃,湿度在 50%~70%,协助患者处于舒适体位。

(2)保持空气新鲜和流通,定时进行空气消毒。

(3)室内避免放置花草、羽毛等易引起过敏的物品,避免刺激性气体的吸入。

6. 舒适护理

(1)休息与饮食:严格卧床休息,减少不必要的谈话和活动,减少耗氧量,根据病情取坐位或半卧位,改善通气,以患者自觉舒适为原则。临床上常在患者病情允许的情况下协助取坐位或端坐位,以利于膈肌下降,胸廓扩张,从而增大呼吸量。重症患者及危重症患者(已接受无创或有创机械通气治疗)可取俯卧位帮助改善通气。俯卧位治疗因时间较长,呈强迫性体位,不能自主翻身活动,受压部位容易发生压力性损伤,护士应给予相应措施保护受压部位,避免压力性损伤的发生。指导患者多饮水,痰液黏稠者,补充足够水分(每日补水1 500~2 000ml)以促进痰液排出。加强营养,少食多餐,给予高蛋白、高热量、低碳水化合物饮食,3~4 餐 /d,多食新鲜蔬菜水果,必要时遵医嘱予留置鼻胃管进行肠外营养支持。

(2)指导患者使用温盐水或漱口液漱口,保持口腔清洁。

7. 心理护理　重视患者的心理状况,做好相关心理护理。机械通气患者可用手势、纸板写字或画板交流。

8. 健康教育　指导患者采取有效的呼吸技术,如缩唇呼气、腹式呼吸等,以改善呼吸功能。病情较轻者可适当活动,有计划地增加运动量,如床旁活动、室内练习太极拳等;呼吸困难严重者应尽量减少活动和不必要的谈话,随着病情的好转逐步恢复正常活动。

第二节　消化道传播新发突发传染病常见症状体征的护理

消化道传播新发突发传染病通常是指通过摄入受污染的食物或水传播的疾病,这些疾病通常影响消化系统,症状表现多样,但通常包括恶心、呕吐、腹泻、腹痛、发热等,这些症状的出现不仅标志着疾病的发生,也能为疾病的快速诊断和有效控制提供线索。因此,护理人员及时识别这些症状和体征不仅可以帮助医护人员在疾病早期发现病例,提高救治成功率,还可以迅速采取针对性的隔离和治疗措施,保障公共卫生安全。

一、腹泻

腹泻指排便次数增多(>3 次 /d),或粪便量增加(>200g/d)且粪质稀薄(含水量 >85%)的症状,可带有黏液、脓血或未消化的食物。根据腹泻的原因可分为感染性腹泻和非感染性腹泻。感染性腹泻广义系指由各种病原体感染肠道引起的以腹泻为主要临床症状的疾病。不仅包含霍乱、细菌性和阿米巴性痢疾、伤寒和副伤寒,还包括由病毒、细菌、真菌、原虫等多种病原体引起的腹泻。其流行于世界各地,是危害人类健康的常见病和多发病。发展中国家因腹泻病所致的医疗负担和经济负担严重,故仍然是值得关注的全球性公共卫生问题。

【临床表现】

不同的疾病表现为不同程度的腹泻,细菌性痢疾轻者腹泻次数少,重者可转为黏液血便。急性阿米巴痢疾轻者排便次数少,普通型大便为暗红色果酱样便,重者则排大量黏液血性粪便,慢性阿米巴痢疾患者则表现为腹泻与便秘交替。霍乱以水样便为主要特征。详见表 4-5。

表 4-5　消化道传播新发突发传染病腹泻的临床表现

疾病	临床表现
细菌性痢疾	轻型表现为急性腹泻,大便次数及量少,脓血便少见。中重型表现为排便初为稀便,后转为黏液血便,排便次数较多,可达 10 余次 /d。暴发型多见于 2~7 岁儿童,初期腹泻症状轻或缺如
霍乱	典型霍乱病例泻吐期以腹泻、腹部不适起病,初始为水样,带粪质,有鱼腥味,含有斑片状黏液的水样便,迅速变为米泔水样或无色透明水样,少数重症患者偶有出血,大便呈洗肉水样。临床轻型霍乱腹泻每天多不超过 10 次,为软便、稀便或稀水样便,个别为黏液血便,多无发热无脱水表现,尿量正常,血压正常。中型霍乱有典型泻吐症状,腹泻次数多、量大,轻到中度脱水,可有少尿。血压可下降,但无明显休克表现。重型霍乱则每天腹泻数十次或不可计数,重度脱水,少尿、无尿,乃至休克
阿米巴痢疾	轻型每天排稀糊样便或稀水便 3~5 次以内,或无腹泻,粪便中可找到溶组织内阿米巴滋养体和包囊。普通型则以腹泻开始,排便每天可达 10 次左右,为暗红色果酱样大便,腥臭,内含滋养体。重型病例起病急骤,全身中毒症状重,极度衰竭,排出黏液血性或血水样粪便,量多,奇臭,含大量滋养体,每天 10 次以上。慢性阿米巴痢疾发作期表现为腹泻反复发作,或与便秘交替出现,粪便呈黄色糊状,带少量黏液及血,腐臭,每天 3~5 次,可检出滋养体或包囊

【护理评估】

1. 主观评估

(1)病史和流行病学特点:评估发病季节,注意患者发病的地区、接触史;患者的饮食、饮水、个人卫生及生活环境,有无接触过污染的水源或食物等;了解每天排便频率,及其性质、颜色、气味、程度及伴随症状,有无便秘或便血;服药情况及其效果如何。调查家庭成员是否有类似症状。

(2)心理 - 社会状况:患者和家属往往对疾病认识不足,如伤寒和霍乱,容易引起患者和家属的心理、情绪及行为上的一些变化,需评估患者是否有焦虑、紧张或担忧情绪,以及对疾病和治疗的态度。

2. 客观评估

(1)身体评估:进行全面的体格检查,包括一般情况、生命体征、腹部情况、大便性状等,了解患者有无脱水及循环衰竭、腹膜刺激征、肛门周围皮肤状况等。

(2)实验室及其他检查:对患者进行血常规检查、生化、粪便常规检查、血清学检查和病原学检查尤为重要。另外结合病史还可以进行 X 线检查、B 超检查、CT 检查等。

【护理措施】

1. 隔离措施　严格执行消化道隔离措施,注意粪便、便器和尿布的消毒处理。根据粪便检测情况按要求解除隔离。

2. 休息　急性期患者腹泻频繁、全身症状明显者应卧床休息,避免烦躁、紧张、焦虑等不良情绪,有利于减轻不适。频繁腹泻伴发热、疲乏无力、严重脱水者应协助患者床旁排便,以减轻体力消耗,避免跌倒等不良事件发生。

3. 饮食护理　严重腹泻伴呕吐者可暂禁食,静脉补充所需营养,使肠道得到充分休息。能进食者,以进食高热量、高蛋白、高维生素、少渣、少纤维素、易消化清淡流质或半流饮食为原则,避免生冷、多渣、油腻或刺激性食物。少量多餐,可饮糖盐水。病情好转后可由流质、半流质饮食逐步过渡至正常饮食。避免进食罐装果汁等高渗性液体,以防腹泻加重。

4. 腹泻的观察　密切观察患者的生命体征,观察腹泻情况,如排便频次、量、颜色、性状及伴随症状。采集含有脓血、黏液部分的新鲜粪便作为标本,及时送检,以提高阳性率。

5. 皮肤护理　每次排便后清洗肛周,并涂润滑剂以减少对肛周皮肤的刺激。每天用温水或 1∶5 000 高锰酸钾溶液坐浴,防止感染。伴明显里急后重者,嘱患者排便时不要过度用力,以免脱肛。发生脱肛时,可戴一次性外科手套助其回纳。对于需要使用尿布的患者,应定期更换干净的尿布,避免长时间使用同一尿布。

6. 保持水、电解质平衡　准确评估腹泻液量,详细记录24h出入量,同时根据血液生化检查结果补充水及电解质,避免发生脱水及电解质紊乱。轻者可口服补液盐溶液,严重者及时建立静脉通道迅速静脉补液。

7. 用药护理　遵医嘱使用有效抗菌药物,注意观察胃肠道反应、肾毒性、过敏、粒细胞减少等不良反应。早期应禁用止泻药,便于毒素排出。

8. 潜在并发症

(1)避免诱因:常见诱因包括病程中过早、过多下床活动或随意用力起床、过量饮食、饮食中含固体及纤维渣滓较多、用力排便、腹胀、腹泻、治疗性灌肠或用药不当等。

(2)观察并发症的征象:密切监测生命体征,及早识别肠道并发症的征象,血压下降、脉搏增快、体温下降、出冷汗、肠蠕动增快、便血提示肠出血征兆。小量出血时粪便隐血试验阳性或粪便呈深褐色,中等量出血时粪便呈柏油样,大量出血时呈血便,严重时休克。患者突发右下腹剧痛,伴有恶心、呕吐、面色苍白、体温和血压下降、腹肌紧张等提示有肠穿孔的可能。发现异常时,及时通知医生并配合处理。部分患者可能以急腹症症状为首发表现,注意及时识别。

(3)肠出血和肠穿孔的护理:肠出血患者应绝对卧床休息,保持安静,必要时给镇静药。出血时禁食,遵医嘱静脉输液,给予止血药物,应严禁灌肠治疗。肠穿孔时给予胃肠减压,并积极准备手术治疗。

9. 心理护理　部分疾病起病急、病情发展迅速、严重脱水导致极度不适,再加上实施严格消化道隔离,患者常有焦虑、恐惧心理,护士应积极、主动地帮助患者树立治疗疾病的信心和增强安全感,与患者做好沟通,减轻其心理压力。

二、腹痛

国际疼痛研究协会将疼痛定义为与组织损伤或潜在组织损伤相关或类似相关的一种不愉快的感觉和情感体验。而腹痛是指上起横膈，下至骨盆范围内的疼痛不适感，是极其常见的一种症状。多由腹腔内外器质性或功能性疾病引起。根据发病急缓和病程长短，一般将其分为急性腹痛和慢性腹痛。而细菌性痢疾、阿米巴痢疾、霍乱、伤寒等引起的多为急性腹痛。

【临床表现】

霍乱、细菌性痢疾和阿米巴痢疾都可能引起腹痛，但它们的特征各有不同。霍乱的腹痛轻微，集中在脐周或下腹部。细菌性痢疾的腹痛会在排便前加剧，伴里急后重。轻型急性阿米巴痢疾的腹痛轻微，腹痛以右下腹较为明显。极少见的重型病例会出现剧烈的肠绞痛。这些疾病的腹痛特征详见表4-6，其有助于进行临床诊断和治疗。

表 4-6　消化道传播新发突发传染病腹痛的临床表现

疾病	临床表现
细菌性痢疾	轻型表现可有轻微腹痛，里急后重较轻或缺如。中型表现为数小时后出现左下腹压痛，里急后重明显
阿米巴痢疾	轻型急性阿米巴痢疾仅感下腹不适或隐痛，普通型则多无里急后重感，腹痛以右下腹较为明显。极少见的重型病例会出现剧烈的肠绞痛、腹部压痛，易出现肠穿孔及肠出血等并发症。慢性阿米巴痢疾发作期，右下腹压痛明显
霍乱	临床轻型霍乱无腹痛或仅有腹部不适感，多无里急后重感，少数病例可因腹直肌痉挛导致腹痛

【护理评估】

1. 主观评估

（1）病史和流行病学特点：了解患者既往病史，评估发病季节，注意患者发病的地区，有无相关流行病学接触史。

（2）评估腹痛的起始和持续时间、性质、具体的部位、诱因和缓解因素、伴随症状、是否向其他部位放射等。

（3）了解患者整体状况，包括精神与心理状态、情绪、食欲、体重变化、睡眠质量等。

2. 客观评估

（1）疼痛严重程度：指导患者利用视觉模拟量表、词语描述量表、数字评定量表和面部表情疼痛量表等进行疼痛严重程度评价。

（2）身体评估：进行全面的体格检查，一般外貌，包括面色、意识状态、体位；监测生命体征变化;进行腹部检查,触诊有无压痛、反跳痛、肌紧张,听诊肠鸣音的变化。

(3)实验室及其他检查:对患者进行血常规、生化检查、粪便常规及培养检查、血清学检查和病原学检查。另外结合病史还可以进行腹部 X 线检查、B 超检查、CT 检查、内镜检查等。

【护理措施】

详见第一节"呼吸道传播新发突发传染病常见症状体征的护理"。

三、发热

感染性发热是传染病最常见、最突出的表现。除了呼吸道传播新发突发传染病有发热的表现,部分经消化道传播新发突发传染病也可出现发热,不同疾病发热程度不同,以口腔温度为标准。

【临床表现】

消化道传播新发突发传染病发热的临床表现不尽相同,如伤寒、细菌性痢疾、疟疾等,其临床表现见表4-7。

表 4-7 消化道传播新发突发传染病发热的临床表现

疾病	临床表现
伤寒	初期:发热是最早出现的症状,发热前可有畏寒,但少有寒战,出汗不多,随着病情逐渐加重,体温呈阶梯式上升,5~7d 内达 39~40℃,可伴有全身不适、头痛、乏力等
	极期:呈持续高热,以稽留热型为主,少数呈弛张热或不规则热,热程较长,持续 10~14d
	缓解期:体温逐渐下降,各种症状消失
细菌性痢疾	普通型:起病急,高热伴畏寒、寒战,体温可达 39℃,伴头痛、乏力、食欲缺乏。发热一般于 2~3d 后自行消退
	轻型:一般无全身毒血症状,不发热或低热
	重型:急起发热,如以中毒性休克为突出表现则体温不升
疟疾	畏寒、寒战,体温骤然上升至 40℃以上,常持续 2~6h,高热后先是颜面和双手微汗,渐至全身大汗淋漓,体温骤降至正常,出汗期可持续 2~3h

【护理评估】

详见第一节"呼吸道传播新发突发传染病常见症状体征的护理"。

【护理措施】

详见第一节"呼吸道传播新发突发传染病常见症状体征的护理"。

四、皮疹

一些消化道传播新发突发传染病在发热的同时还伴有发疹,称为发疹性传染病,发疹时可出现皮疹,分为外疹和内疹两大类,皮疹出现的时间、分布、出疹的先后顺序、形态等对发疹性传染病的诊断和鉴别诊断有重要作用。

【临床表现】

常见皮疹的形态有:①充血疹:斑疹是不凸出于皮肤的红色皮疹,多见于斑疹伤寒;丘疹为凸出于皮肤的红色皮疹;如伤寒特有的玫瑰疹,也属于充血疹,斑疹和丘疹均为充血疹,压之褪色,两者同时存在时即为斑丘疹。②出血疹:压之不褪色,表现为出血点和瘀斑,见于肾综合征出血热等传染病。③疱疹:初期可表现为丘疹、丘疱疹,以水疱为主,水疱周边可能会有红晕,可伴有瘙痒、疼痛等不适症。④荨麻疹:有瘙痒、风团、眼睑嘴唇肿胀等症状及其他继发症状。瘙痒和风团是荨麻疹的主要症状,风团大小及数目不定,表面光滑、比周围皮肤微凸、呈红色或苍白色,部分患者伴有针刺感或灼热感。

【护理评估】

1. 主观评估　仔细询问病史,包括皮疹出现的时间、顺序、部位、形态、持续时间、进展情况;有无伴随症状,如发热、乏力、食欲减退、恶心、呕吐等不适。出疹前后患者的自觉症状是否有变化等。

2. 客观评估

(1) 身体评估:评估患者生命体征、神志及全身情况。注意皮肤黏膜有无红肿,浅表淋巴结有无肿大,心、肺、腹部查体情况有无异常。观察皮疹的形态、大小有无变化,有无融合或出现溃疡、合并感染,皮疹的进展及消退情况。观察皮疹消退后是否有脱屑、脱皮、结痂、色素沉着等变化。

(2) 实验室及其他检查:进行血、尿、粪便常规检查,必要时进行病原学检测,注意血清学检查中抗原、抗体的检测结果。

【护理措施】

1. 观察皮疹的消长变化　注意皮疹的进展和消退情况,皮疹消退后有无脱屑、脱皮、结痂、色素沉着等变化。

2. 环境和休息　尽量卧床休息。保持环境安静整洁,每天通风,避免强光刺激及对流风直吹。

3. 局部皮肤护理　保持局部皮肤清洁干燥,每天用温水清洗皮肤,禁用碱性清洁剂、乙醇等擦洗。衣被保持清洁、平整、干燥、柔软,勤换洗。翻身时动作轻柔,避免拖、拉、拽等动作,以免损伤皮肤。嘱患者剪短指甲,婴幼儿可包裹手部,避免抓破皮肤。脱皮不完全时,可用消毒剪刀修剪,不可用手撕扯,以免加重损伤,导致出血、感染。局部皮肤瘙痒较重者,可用炉甘石洗剂、5% 碘苷涂擦患处。对出现大面积瘀斑、坏死的皮肤,局部用海绵垫、气垫圈加以保护。同时避免大小便浸渍,防止发生溃疡和继发感染。瘀斑破溃后,用无菌生理盐水清洗局部,辅以红外线灯照射,还可涂抗生素软膏,再覆盖无菌敷料。

4. 口腔黏膜疹的护理　每天常规用温水或复方硼砂含漱液漱口。进食后用清水漱口,以保持口腔清洁,黏膜湿润。出现溃疡者,用3%过氧化氢溶液清洗口腔后,涂以冰硼散。

5. 眼部护理　观察有无结膜充血、水肿,可用4%硼酸溶液或生理盐水清洗眼睛,滴0.25%氯霉素眼药水或抗生素眼膏以防继发感染。

第三节　接触传播新发突发传染病常见症状体征的护理

接触传播新发突发传染病通常指通过直接或间接接触途径感染的新发突发传染病。直接接触传播通常涉及与感染者的血液、体液、分泌物或排泄物的直接接触,而间接接触传播则可能通过接触受污染的物体或表面发生。了解这类新发突发传染病的常见症状体征的护理,不仅对于提高患者的生活质量和康复非常重要,也对控制疾病传播至关重要。

一、皮肤损害

皮肤是人体最大的器官。其直接与外界环境接触,对人体具有重要的保护作用,不仅使体内各种组织和器官免受物理性、机械性、化学性和病原微生物的侵袭,还能防止体内组织液丢失。皮肤内有丰富的感觉神经末梢,能感受外界的多种刺激。此外,皮肤对调节体温也起重要作用。人和高等动物的皮肤均由表皮、真皮、皮下组织三层组成。皮肤损害是指在不同致病因素作用下,皮肤和黏膜呈现出不同特征(包括颜色、形状、大小和质地)。皮肤损伤最常见的原因之一是感染,包括病毒如埃博拉病毒、人类免疫缺陷病毒或人乳头瘤病毒等;细菌例如炭疽杆菌、麻风杆菌、淋病奈瑟球菌等;真菌如白念珠菌等。

【临床表现】

不同接触传播新发突发传染病的皮肤表现有所不同,如埃博拉出血热、皮肤炭疽、麻风等,其临床表现见表4-8。

表4-8　接触传播新发突发传染病皮肤损害的临床表现

诊断	临床表现
埃博拉出血热	以皮下出血为主,也可以出现斑丘疹、红斑、紫癜、血疱和大疱等症状。病情较轻者在发病后第5~7d可出现麻疹样皮损,即局部皮肤出现红色斑丘疹,数天至两周内消退并脱屑,部分患者皮损也可较长期不退
皮肤炭疽	病变多发生在面部、颈部、前臂、手部和脚等裸露部位,通常表现为单一皮肤病变,也可为多发病灶。初起为瘙痒性斑丘疹、渐变为无痛性水疱、出血性水疱、疱疹破溃成浅溃疡,血性渗出物结成炭黑色焦痂,内有肉芽组织即炭疽痈,周围组织水肿明显。焦痂在丘疹出现后10d左右开始逐渐脱落。恶性水肿是在眼睑、颈部及四肢皮下疏松组织处发生广泛而剧烈的肿胀,质坚韧,可伴有多发性大疱,并发败血症和感染性休克

续表

诊断	临床表现
麻风	原有皮损突然红肿,出现新皮损,触痛的结节性红斑,严重者发生水疱、脓疱、大疱、坏死、破溃和结痂,皮损消退后有脱屑。少数患者有多形性红斑或坏死性红斑。手足面部可出现肿胀
皮肤鼠疫	皮肤出现剧痛性红色丘疹,其后逐渐隆起,形成血性水疱,周边呈灰黑色,基底坚硬。水疱破溃后创面也呈灰黑色

【护理评估】

1. 主观评估

（1）病史和流行病学特点：评估发病季节,注意患者发病的地区、接触史以及治疗过程等。

（2）倾听患者主诉,了解患者皮肤损伤的自觉症状,如瘙痒、烧灼、麻木、疼痛等。了解相关症状起始时间、演变特点、严重程度等。

（3）评估患者心理和认知状态。

2. 客观评估

（1）评估皮肤损害的部位、大小、数量、颜色、边界、形状、光滑度、是否有基底、是否高出皮肤、分布特点等,注意是否出现红肿、结痂、渗出或出血;是否有蜕皮、水疱、脓疱和斑点;多处皮损的患者各处的皮损是否类型相同。

（2）实验室检查:血、尿、便常规,凝血功能、生化、电解质及免疫学、病原学、组织病理学等检查。

【护理措施】

1. 密切观察病情

（1）患者生命体征、瞳孔、意识、出入量等的监测和记录。识别患者是否出现病情恶化,及时汇报医生并处理。

（2）注意观察皮肤表现及进展如水肿、肿胀、渗出物、黑结痂、溃疡或新肉芽组织增生修复情况。

（3）评估患者凝血功能,观察全身各脏器有无出血倾向,如黏膜充血、散在出血点、球结膜充血或出血、鼻出血、消化道出血、泌尿道出血、穿刺部位的瘀点及瘀斑等。早期评估观察及积极地预防至关重要。

2. 皮肤护理

（1）完善基础护理:及时更换被患者汗水、呕吐物、排泄物、渗出物污染的衣物、床单位。嘱清醒患者保持个人卫生,勤换贴身衣物,剪短指甲以防抓伤。对于因病情限制不能翻身的患者,每2h协助翻身一次,应避免皮损处受压、摩擦,也防止因长期卧床发生压力性损伤。

（2）保持皮肤清洁干燥：皮损处应避免使用刺激性的沐浴液等清洁用品，协助患者床上擦浴后可予凡士林霜滋润未损害处的皮肤。危重患者应留置尿管，每次大便后用温水冲洗或湿巾擦拭臀部皮肤，并涂抹皮肤保护剂。口腔护理可用生理盐水、氯己定含漱液擦洗、漱口，保持口腔清洁。

（3）预防继发感染：医务人员严格遵守消毒隔离制度和世界卫生组织手卫生指征。室内使用空气消毒机，定期进行空气消毒。在为患者进行皮肤伤口换药时遵循无菌操作流程，医疗垃圾要分类集中放置、处理，以免发生交叉感染。水疱严禁抚摸、挤压，溃疡处分泌物用无菌纱布或棉签擦拭，用3%过氧化氢清洗干净。有皮损坏死者，应及早清除坏死组织。皮肤痂皮破损后，在消毒后暴露局部，促进干燥结痂，夜间用无菌纱布覆盖。如果伤口重度肿胀伴有大量脓液或出现骨筋膜室综合征，应进行切开减压、引流，并加用抗生素抗感染。经过以上处理可减少毒素吸收和渗出液的回吸收，有利于机体免疫细胞功能恢复，减少感染等并发症的发生，加快皮肤愈合速度。

3. 疼痛护理　及时了解患者疼痛的原因、部位、性质、程度及伴随症状。使用软垫和宽松衣物减少对疼痛的刺激。疼痛不能忍受者，遵医嘱予对乙酰氨基酚、塞来昔布、曲马多控释片等药物止痛治疗，并动态了解疼痛缓解情况。

4. 心理护理　患者会因患病而变得焦虑恐慌。护士应主动关心患者，安慰鼓励，讲解疾病相关知识，以治愈患者的实例来增强他们战胜疾病的信心。可以通过听音乐、冥想等措施缓解患者的焦虑、孤独和压力。尽最大努力满足患者需求，体现对患者的关心关爱。

5. 健康教育　向患者和家属宣传接触传播新发突发传染病的传播方式、表现、危害和预防策略。解释接触隔离的重要性及注意事项。阐述皮肤护理的要点和如何预防继发感染。

二、疲乏

疲乏是因生理、心理、社会因素及其长期治疗而产生的一系列主观症状，如虚弱、活动无耐力、注意力不集中、记忆力减退、动力或兴趣减少等，是临床常见的症状之一。疲乏属于症状，而不是特定的疾病，尽管会损害患者的健康功能，但不能单独作为病情进展的标志。引起疲乏的常见生理因素有贫血、营养不良、慢性阻塞性肺疾病、甲状腺功能减退症、性腺功能减退、自身免疫性疾病、睡眠紊乱、感染等，也可能与抑郁、焦虑、创伤应激综合征等心理因素有关。埃博拉病毒、麻风杆菌、布鲁氏菌感染是疲乏的潜在触发因素。

【临床表现】

疲乏的临床表现可分为主观和客观两个层面。

1. 主观层面　患者主观感受到体力、精力下降，包括：①躯体感受包括虚弱、异常疲乏不能完成原先胜任的工作。②情感疲乏包括缺乏激情、情绪低落、精力不足。③认知感受包括注意力不能集中，缺乏清晰的思维。

2. 客观层面 主要是患者客观上体力和精力下降。当患者发生疲乏时,主要表现为困倦、做事的积极性下降、失去耐心、不耐烦、注意力不集中等。

【护理评估】

1. 主观评估

(1)引起疲乏的心理因素评估。

(2)患者因疲乏而产生的不良情绪,如抑郁、焦虑等。

2. 客观评估

(1)疾病本身的状况评估(如疾病严重程度、病情进展状况等)。

(2)引起疲乏的相关生理因素评估(如血液系统疾病、睡眠/活动模式、营养摄入不足、长期发热、腹泻等)。

(3)疲乏状况的评估,可采用相关量表:①视觉模拟量表:是通过水平标尺评估症状的严重程度,左边起始数字 0 代表"完全没有症状",结束数字 100 代表"非常严重的症状",患者可根据自己感受的程度,在 0~100 以 1 为单位移动锚点来表示程度,是目前最为简洁并且行之有效的量化工具。②Piper 疲乏调查量表:该量表由 22 个条目,包括 4 个维度(行为、情感、躯体和认知)组成。每个条目采取 0~10 视觉模拟量表评分,量表各条目得分相加除以条目个数即为量表得分,每个维度及总分均为 10 分,得分越高表示患者疲乏程度越严重。各分值代表的疲乏严重性程度为:0 表示没有,1~3 分表示轻度,4~6 分表示中度,7~10 分表示重度。

(4)实验室检查(如血常规等)。

【护理措施】

1. 活动锻炼 最佳的运动形式为有氧运动,包括步行、跑步、游泳、骑自行车、登山、跳健身操、瑜伽等。有氧运动能刺激垂体腺分泌内啡肽,刺激机体神经系统产生微电刺激,缓解肌肉紧张和精神抑郁,使患者大脑皮质放松,减轻心理紧张,缓解疲乏。还可进行抗阻力运动(如俯卧撑、仰卧起坐、深蹲、引体向上、阻力带训练、杠铃训练和器械训练等),能够改善肌肉力量和耐力,改善功能状态及维持和改善骨密度。如果需要进行抗阻力运动的患者,应向专业人员咨询。必要时,可转介至作业治疗师进行辅助器械的训练,或可转介物理治疗师,提供运动处方,以增强肌肉力量,改善氧耗状态。

2. 睡眠干预 建立固定的睡眠时间,每天尽量在同一时间上床睡觉和起床,以帮助调节生物钟。创造一个有利于睡眠的环境,包括保持病室安静、黑暗和适宜的温度,避免睡前进行刺激性活动,如剧烈运动、工作思考和使用电子设备;限制白天的午睡时间,避免过长的午睡影响夜间睡眠;避免晚餐过晚或过饱,减少咖啡因和酒精的摄入;如果上述措施无效,应在医生的指导下考虑使用助眠药物。

3. 饮食干预 保证充足的能量摄入,根据患者的活动量和代谢情况调整饮食热量;增加优质蛋白质的摄入,如瘦肉、鱼、蛋、豆制品和乳制品,以支持免疫系统功能和组织修复;注重维生素和矿物质的补充,尤其是维生素 C、维生素 D、锌和硒等抗氧化剂和免疫增强营养素,可通过新鲜蔬果、坚果和全谷物等食物摄入;保持充足的水分摄入,以维持正常的生理功能和水盐平衡;应避免高糖、高脂和加工食品,减少炎症和免疫系统的负担;需要个性化的营养支持和调整的患者,建议在专业营养师的指导下进行饮食干预。

4. 鼓励患者记录自己个体化的疲乏模式,如撰写疲乏日记,以了解疲劳的可能诱发因素;结合疲劳的特点,更好地安排日常活动(如在体力较好的时间段进行重体力活动、错开活动时间,避免过度疲乏)。

5. 家庭与社会支持　鼓励家属提供强有力的家庭支持、积极利用社区、医院资源对患者提供社会支持,能够消除患者的痛苦体验,减少不良情绪,降低患者应激水平,提高抵抗力,从而减轻疲乏症状,降低疲乏程度。

6. 情绪干预　护士加强与患者的沟通,认真听取患者关于自身感受的倾诉,对患者的痛苦表示同情和理解,从情感上支持患者,对患者的想法予以尊重,从而获得了患者的信任,有效减轻了患者心理压力。鼓励患者进行情感宣泄,必要时给予言语安慰及精神支持,这种支持表达式护理能够疏导患者消极情绪,调动其配合治疗的积极性。教会患者多种情绪调节方式,如转移注意力法,即听音乐、下象棋、散步等,避免注意力过分集中于病情上,也可有效缓解不良情绪。

第四节　血液、体液传播新发突发传染病常见症状体征的护理

血液、体液传播新发突发传染病是通过血液或体液传播的、新近出现或突然暴发的传染病。这些疾病通常被发现和确认的时间相对较短,或者在新的地理区域出现,之前可能并未被注意到;这些病原体可能是新的病毒、细菌,或已知但变异的微生物。历史上乙型肝炎(hepatitis B)、丙型肝炎、梅毒、艾滋病都属于此类。血液、体液传播疾病患病人数多,传播范围广。据相关流行病学调查,我国乙型肝炎患者已达 8 600 万。同时,血液、体液传播疾病危害严重,给患者及其家庭甚至社会均带来严重的负担。因此,采取有针对性的防治和护理措施,对降低疾病流行率及危害程度意义重大。而就目前而言,各类血液、体液传播传染病间的临床表现差异较大,其共有临床表现和特征大致以发热、乏力、消化系统症状(如食欲减退)以及中枢神经系统症状(如意识障碍、昏迷等)为主。

一、疲乏

疲乏是血液、体液传播传染病患者最常见的一种临床症状之一。主要为一系列的主观感觉,如活动无耐力、虚弱、兴趣减少、注意力不能集中等。疲乏的原因尚不明确,可能与生理、心理、社会等因素有关。

【临床表现】

详见本章第三节。

【护理评估】

详见本章第三节。

【护理措施】

加强疲乏患者的护理有助于提高患者的自理能力及生活质量。对患者的疲乏状况进行护理可从以下几个方面进行：

1. 饮食护理　保障患者合理的营养摄入。合理的营养摄入对消除患者疲乏感，恢复患者体力具有重要作用。血液、体液传播传染病患者疲乏时，应当摄入营养价值高、易消化的食物，若患者食欲减退，可采用少量多餐的方式进餐。同时注意食物的多样性，尽量保证食物的色、香、味俱全。在患者病情允许的前提下可进食优质高蛋白食物，如各类蔬菜、水果、鱼类以及虾等。食物烹调时多采用蒸、煮、炖的方法。鼓励多饮水以促进代谢废物的排泄。

2. 休息与活动

（1）休息：生物节律在维持机体的生理功能、生活质量及社会功能等方面均起重要作用。睡眠节律紊乱易导致患者疲乏、食欲减退。血液、体液传播传染病患者可能因疾病本身影响、心理或环境等因素的改变而引发睡眠形态的紊乱，进一步增加患者疲乏症状。因此在对患者进行疾病治疗时，应当帮助患者制订作息计划，提高其睡眠质量。使患者养成良好的作息习惯，如定时休息，避免睡前激烈运动及进食可能对神经兴奋性产生影响的食物。睡前可用热水泡脚、喝热牛奶，并保持病房安静，调暗病房光线，为患者营造合适的睡眠环境，促进患者入睡。减轻可能对睡眠状况产生影响的生理性不适，如疼痛、呕吐、咳嗽等。

（2）活动：运动锻炼能够改善患者的疲乏状况，特别是有氧运动。在病情允许的前提下应当鼓励患者进行必要的运动锻炼。必要时，可由专业的物理治疗师为患者制订有针对性的运动处方，以增强其肌肉力量，改善氧耗状态。

3. 健康教育　治疗前护士应做好患者的健康教育，为患者提供疲乏的相关信息，如因疲乏而产生的生理感受（疲乏与疼痛、恶心、呕吐等其他生理症状的关系）、疲乏的发生状况及规律（疲乏开始时间、持续时间、何时最严重等）、疲乏产生的原因（如过多活动或过多休息）等，使患者建立正确的理解以便更好地应对疲乏，以增强患者对疾病康复的信心。

4. 心理护理　心理调节是干预疲乏的重要手段，当患者处于长期疲乏状态时，其可发生心理健康状况的改变，产生如焦虑、抑郁等负性情绪。因此护理人员应当及时地对患者的心理健康状况进行评估，了解患者的心理状况。运用灵活的沟通技巧，主动与患者进行交谈，鼓励患者表达自身的诉求。在与患者进行交流时除观察患者的心理情绪变化外，还应对患者进行动态、有针对性的心理干预，为其提供情感及精神上的支持，减轻患者的疲乏。

二、食欲减退

食欲是人想要进食的生理需求,是人由于文化背景不同而对食物有所偏好的一种生理现象,伴有或者不伴有饥饿感。食欲减退则是缺乏对食物需求的愿望,严重的食欲减退可称为厌食。引起食欲减退的原因很多,除由食物的调味差、就餐环境差及心情不佳时引发外,病理因素也可造成。食欲减退的轻重程度通常与疾病的病情有关,食欲好转常是疾病好转的重要标志。因此,患者的食欲状况是医务人员非常重视的一项内容,也是进行护理评估的重要主观资料之一。

【临床表现】

长时间的食欲减退可引起患者体重降低,使其消瘦、营养不良。患者可因食欲减退,摄食的减少而出现蛋白质、脂肪及碳水化合物的缺乏,进一步可出现因缺乏维生素及微量元素的各种表现。患者常有血浆白蛋白及交感神经兴奋性降低的表现,如血压下降、心动过缓、体温过低等。并因营养不足及体重的减轻而降低机体免疫力,增加患者机会性感染的概率,加重原有疾病的病情。此外,食欲减退常对患者的心理状况也产生一定的影响,可造成患者焦虑、抑郁等负性情绪的产生。

【护理评估】

1. 主观评估

(1)引起食欲减退的主观因素如精神忧虑、过度悲伤等。

(2)患者食欲减退后的心理反应,如有无因食欲减退而引发的不良心理健康状况。

2. 客观评估

(1)患者的身高、体重、精神及营养状况,皮肤黏膜有无苍白等。

(2)患者食欲减退的具体状况(如食欲减退发生时间、进展情况、疾病经过、发生的可能诱因、伴随症状等)。

(3)实验室评估(如血、尿及粪便常规,肝功能,肾功能等)。

【护理措施】

1. 病情观察　监测患者生命体征,定期测量患者体重、皮下脂肪厚度等以掌握其机体营养状况。

2. 病因治疗的护理　协助医生进行原发血液、体液传播传染病的治疗,按医嘱给予患者相应药物,改善可能对食欲产生影响的生理因素。

3. 饮食护理　对食欲减退患者最重要的护理措施为加强饮食护理,增加患者食欲。增加食欲的措施有:①根据患者的饮食习惯及偏好选择食物的种类,保证食物的色、香、味、形及营养成分。②经常更换饮食种类,增加其新鲜感,增进食欲。③创造良好的进餐环境,进餐环境应整洁、舒适、空气新鲜,甚至还可放优美、动听的音乐,避免引起不愉快的情景及气味,同时可鼓励患者同食欲旺盛者共同进食。④如病情允许可依据患者的喜好改变食物的烹调方式,增加患者进食欲望。同时进餐时限制液体的摄入量,避免饭前饭后 1h 摄取液体,以免因液体的摄取而造成胃酸的稀释,导致胃消化功能降低,并使胃膨胀刺激饱食中枢,使摄食减少。最后护士还应当合理计划患者每日的进食次数,指导和安排患者少量多餐。

4. 用药护理 根据医嘱予患者服用助消化药,如稀盐酸、胃蛋白酶、胰酶及干酵母等。并告知患者服药的相关注意事项,如稀盐酸应用水稀释后于饭前或进餐时服用,并应用非金属性吸管吸药,以保护牙齿。胃蛋白酶也应于饭前或饭间服用。胰酶须整片或胶囊内服,不能嚼碎后吞服,也不应与加热食物同时服用,以免酶被破坏,并应于餐间服用。而干酵母应嚼碎后服用。

5. 心理护理 血液、体液传播传染病患者可能因疾病的传染性及对疾病预后的担心而产生焦虑、抑郁、消沉等不良情绪。上述负性情绪可进一步降低患者的食欲,从而引发机体发生营养失调、体重下降。因此,护理人员应重视精神因素对食欲可能产生的影响,注意患者的心理健康状况的改变,关心、体贴、安慰患者,说明不良的情绪因素可能造成的后果,增强患者的应对能力及对疾病预后的信心,以乐观的情绪对待疾病。

6. 健康教育

(1)教育患者认识增进食欲、改善营养状况的重要性(营养缺乏会导致体重降低、自身修复能力及免疫力均下降)。

(2)帮助患者了解每日营养需要量、各类食物的营养价值及营养成分。

三、意识障碍

意识是机体对自身及外界环境进行认识及做出适宜反应的基础。正常人意识清醒,而某些疾病在其发展过程中可出现意识障碍。意识障碍是指患者对外界刺激缺乏反应的一种状态,患者可仅保留自主神经功能,而发生运动和感觉功能的丧失。任何原因引起高级神经中枢功能损害时机体均可出现意识障碍。患者通常由较严重的疾病而引发意识障碍,而意识障碍发生的同时也加重了患者的病情,引发较严重的不良后果。血液、体液传播的传染病患者,相较而言病原体的感染等多种因素易发生意识障碍。因而掌握血液、体液传播传染病患者意识障碍的护理要点,采取有针对性的预防护理措施,对改善其预后有较重要的意义。

【临床表现】

1. 嗜睡 嗜睡是意识障碍的早期表现。嗜睡患者的临床表现为表情淡漠、精神萎靡,机体常处于持续睡眠状态,可被唤醒,醒后能正确回答问题及作出反应,当除去刺激后患者又很快入睡。

2. 意识模糊 较嗜睡而言是更深层次的一种意识障碍。当患者处于意识模糊状态时,患者可保持简单的精神活动,但对身处的时间、地点以及人物定向产生了障碍。

3. 昏睡 为中度意识障碍。患者处于熟睡状态,不易唤醒,可通过压迫患者眶上神经、摇动身体等强烈刺激唤醒,但除去刺激后仍快速入睡。醒时回答问题含糊或答非所问。

4. 昏迷　是最严重的意识障碍,按程度不同又可分为轻度、中度、深度昏迷。①轻度昏迷,表现为患者自主运动丧失,对周围事物以及声、光等刺激无反应,但在强烈的疼痛刺激,如压眶上神经,下压可有痛苦表情、呻吟和肢体的防御反射。吞咽反射、咳嗽反射、角膜反射以及瞳孔对光反射仍然存在。呼吸、脉搏、血压一般无明显改变。大小便潴留或失禁。②中度昏迷,表现为患者对周围事物及各种刺激均无反应,对剧烈刺激或可出现防御反射。角膜反射减弱,瞳孔对光反射迟钝,眼球无转动。呼吸、脉搏、血压已有改变。大小便潴留或失禁。③深度昏迷,表现为患者全身肌肉松弛,对各种刺激全无反应。腱反射、吞咽反射、咳嗽反射、角膜反射和瞳孔对光反射均消失,病理反射持续阳性。呼吸不规则,血压或有下降,大小便失禁,偶有潴留。此时机体仅能维持最基本的功能。

5. 谵妄　是一种以兴奋性增高为主的高级神经中枢急性功能失调状态。表现为定向力丧失、意识模糊、幻觉、错觉、言语杂乱、躁动不安等。可出现在急性感染的高热期。

【护理评估】

1. 主观评估

(1)患者精神状况的评估(如患者思考过程中有无联想松散、语无伦次及思考中断,思考内容是否有妄想,有无错觉或幻觉的知觉感受)。

(2)患者的定向感及对周围环境刺激的反应情况,如能否区分正确的时间、地点、人物、光线、疼痛,对话的内容是否合乎逻辑性。

(3)患者心理状况评估。

2. 客观评估

(1)患者生命体征(如评估观察患者皮肤颜色、眼球位置及转动的情形、瞳孔大小、对光反应、呼吸道通畅度,呼吸的节律有无改变等)。

(2)实验室评估(如患者血常规、生化检查、动脉血气分析、心电图等)。

【护理措施】

1. 病情监测　严密观察患者的生命体征(如体温、脉搏、呼吸、血压等),观察患者意识情况的改变、瞳孔的大小及对光反射灵敏度、眼球的运动等状况。经常呼唤患者,了解意识情况,及时发现意识的改变情况。

2. 环境及日常生活护理　保持病房环境舒适、安静,温湿度适宜,按时开窗通风及消毒,保持床单位整洁,定时给予患者翻身,保护骨隆突受压处皮肤以防发生压力性损伤。

3. 建立并保持呼吸道通畅　可协助患者取半坐卧或侧卧姿势,若机体颅内压正常,可在病情允许的前提下为患者取头高足低位,从而引流分泌物,促进氧气与二氧化碳的交换。若患者出现呼吸道阻塞时,可立即给予口咽通气道,必要时进行气管插管。若患者出现深度昏迷或换气功能不足,可给予气管切开。

4. 饮食护理　患者未恢复吞咽反射时可给予鼻饲饮食,补充机体所需营养及水分。详细记录患者每日的出入量,为补液量提供参考。

5. **排泄护理**　维持患者正常的排泄功能,定时(每4h)观察患者膀胱充盈情况。必要时行留置导尿,导尿时须严格遵守无菌操作原则,以防尿路感染。并为患者做好会阴护理,及时更换尿袋及尿管。当患者在床上使用便盆时,应当注意动作应轻柔,避免拖拽便盆,以防止皮肤损伤。对大便失禁的患者应及时清理,并用温水进行擦洗,保护肛周皮肤的完整性。

6. **眼部护理**　对佩戴隐形眼镜的患者应当协助患者摘除并将其交由家属保管。对于昏迷患者,可用无菌生理盐水湿纱布覆盖眼部或用眼罩加以保护。

7. **降低颅内压**　若患者发生颅内压增高,可抬高床头30°~45°,并协助患者取半坐卧位。必要时遵医嘱给予降低颅内压的药物,如利尿剂、镇静剂等。

第五节　虫媒传播新发突发传染病常见症状体征的护理

虫媒传播新发突发传染病通常指通过节肢动物媒介(如蚊子、蜱、螨等)传播的新发突发传染病,这些媒介通过叮咬将病原体传播给人类或动物。这类疾病在全球范围内对公共卫生构成了巨大威胁,例如疟疾、登革热、寨卡病毒感染、西尼罗河病毒感染等。这些疾病常见的症状体征包括发热、皮疹、肌肉和关节疼痛、乏力、恶心和呕吐等。在严重的情况下,还可能出现出血、器官衰竭或神经系统并发症。因此,了解虫媒传播新发突发传染病常见症状体征的护理具有重要的临床意义。

一、发热

除昆虫源性传染病以及某些线虫病、绦虫病、棘球蚴病等外,多数虫媒传播新发突发传染病在病程中均有发热,但其热型不一,常见的热型有:①稽留热,见于流行性乙型脑炎等。②弛张热,见于流行性出血热等。③间歇热,常见于疟疾等。不同虫媒传播新发突发传染病的热程也有所不同,如疟疾发热仅持续数小时,黑热病热程可达数月,常见虫媒传播新发突发传染病发热热型及发热特点见表4-9。掌握虫媒传播新发突发传染病发热患者的护理要点,并进行有针对性的护理,对患者的身心均具有重要意义。

表4-9　常见虫媒传播新发突发传染病发热热型及发热特点

疾病	热型	发热特点
流行性乙型脑炎、鼠疫、斑疹伤寒等	稽留热	体温上升后即恒定地维持在39~40℃的高水平,达数天或数周。24h内体温波动范围不超过1℃
流行性出血热	弛张热	体温持续在39℃以上,且波动幅度大,24小时内波动范围超过2℃,即使体温降至最低时,也高于正常水平

疾病	热型	发热特点
疟疾	间歇热	体温骤升可达 39℃ 以上,持续数小时,又迅速降至正常水平或正常以下,无热期(间歇期)可持续 1 天至数天,如此高热期与无热期反复交替出现

【临床表现】

虫媒传播新发突发传染病的发热过程可分为体温上升期、高热持续期及体温下降期 3 个阶段,详见本章第一节。

【护理评估】

1. 主观评估

(1)发热具体状况(如起病的缓急、热度、热型、热程以及伴随症状)。

(2)患者的心理状况评估(是否因发热而出现焦虑、抑郁等不良情绪)。

(3)患者社会支持状况评估。

(4)患者疾病相关知识了解程度评估。

2. 客观评估

(1)患者基础生命体征(如意识状况、心率、脉搏、呼吸、血压、营养状况、肺部叩诊音、腹部压痛、肝脾大小等)。

(2)实验室评估(如血、尿、便、脑脊液的细菌学及病原学检查,必要时可做胸部 X 线检查、超声检查或 MRI 等)。

【护理措施】

1. 休息　虫媒传播新发突发传染病患者在症状明显期多表现为高热,故应卧床休息,保持心情平静,注意嘱患者勤变换体位,增加其舒适度。

2. 饮食护理　应给予患者高热量、高维生素、高蛋白、易消化的流质饮食,同时应当补充足够的液体和电解质,在病情允许的前提下,可嘱患者多饮水,必要时进行静脉输液以保证摄入量。

3. 病情观察　注意观察患者的生命体征、出入量、发热引起的身心反应的变化、有无并发症的发生以及治疗、护理效果等。

4. 环境　病房应保持适宜的温度、湿度,一般室温维持在 18~22℃,湿度以 60% 左右为宜,还应注意通风、保持病房环境安静,为患者提供舒适的诊疗环境。

5. 降温措施　可根据病情采用相应的物理降温手段,如温水擦浴、冰袋、冰水灌肠等。但应注意有皮疹的患者以及有基础血液病的患者禁用乙醇擦浴。护士应当熟练掌握物理降温的适应证、禁忌证、具体操作方式以及注意事项,如温水擦浴的部位、作用时间、禁忌擦浴部位等,并教会患者及其家属相关知识,使其学会简单的物理降温措施。对采用物理降温效果不明显的患者可遵医嘱采用药物降温。护士应了解解热镇痛药的成分、药理作用、适应证、禁忌证等。当患者使用解热药时应加强对患者的病情观察及体温监测,以防患者出现不良反应。同时还应当注意解热药的用量不宜过大,以免患者因大量出汗而引发脱水。高热伴惊厥者,可应用冬眠疗法。冬眠疗法的实施步骤包括准备、麻醉、降温、维持、复温和恢复阶段。用药通常选用冬眠合剂,如哌替啶、氯丙嗪、异丙嗪等,以减轻机体应激反应,降低代谢率。给药间隔时间根据患者具体情况调整,轻症可每6~8h肌内注射一次,重症者则可能需要更频繁的给药,如通过静脉滴注。体温维持范围一般控制在32~34℃,此温度范围被认为有助于减轻细胞耗氧,改善微循环,为患者原发病的治疗争取时间。请注意,这些步骤和用药方案需根据医生的专业判断和患者的具体病情进行调整。

6. 口腔、皮肤护理　协助患者在饭后、睡前漱口,病情危重者应当给予口腔护理,避免发生口腔感染。患者大出汗后应用温水擦拭,并协助患者更换衣物,以保持皮肤的清洁、干燥。

7. 用药护理　护士应了解治疗药物的作用、用法、剂量、用药间隔时间和药物的不良反应等。促使患者严格按规定用药,以保证药物疗效。

8. 心理护理　当患者因发热而产生焦虑、不安、恐惧等情绪时应当及时向患者解释发热的原因、诱因及疾病相关知识,缓解其紧张情绪,当患者提出问题时,给予耐心解答。

二、皮疹

皮疹是许多虫媒传播新发突发传染病共有的特征,患者常见的皮疹类型有:斑丘疹、疱疹、荨麻疹以及瘀斑、瘀点等。患者出疹时间、出疹部位以及皮疹发展顺序的不同,对疾病的诊断具有重要意义和参考价值。因此了解并掌握虫媒传播新发突发传染病患者皮疹状况并对其进行有针对性的护理是促进虫媒传染患者康复的重要手段。

【临床表现】

虫媒传播新发突发传染病患者皮疹的形态有:①斑疹,为局限性皮肤颜色的变化,既不高起,也不凹陷。②丘疹,为高出皮面的局限性突起,直径小于1cm。可由斑疹演变而来,也可发展为水疱或脓疱,在吸收消退后,不留痕迹。③出血疹,为点状或片状的皮下出血,压之不褪色。④疱疹,为高出皮面的局限性含有腔隙的突起,内含清澈或混浊的浆液。⑤脓疱疹,表现为潜在性脓疱与脓痂。⑥荨麻疹,为红色、瘙痒性斑块,常骤发骤消,不留痕迹。机体可因皮疹而引发一定的继发性损害,患者发生皮肤的剥脱、浸渍、糜烂、皲裂、苔藓样变、硬化、结痂、溃疡等。

皮疹对患者的生理、心理及社会均具有一定的影响:①生理方面,患者可有不同程度的瘙痒及疼痛表现。其中瘙痒是患者最常见的自觉症状,可呈阵发、间断或持续性,也可为局限性或全身性。轻度瘙痒机体仅产生不愉快的皮肤感觉或引发搔抓、摩擦皮肤的欲望,重度瘙痒者常出现坐立不安甚至使患者产生厌世的情绪。而疼痛为皮损或引发皮损的各种刺激所引起,是一种警戒信号,对机体具有一定的保护作用。②心理、社会方面,皮疹患者常继发各类体表的皮损,特别是头面颈部、四肢等暴露部位的皮肤损害,可使患者因容貌改变产生紧张、焦虑、抑郁、自卑等不良情绪。

不同虫媒传播新发突发传染病皮疹类型及特点见表 4-10。

表 4-10　不同虫媒传播新发突发传染病皮疹类型及特点

疾病	皮疹类型	皮疹特点
疟疾	疱疹或斑疹	疟疾皮疹的特点因临床分期和疟疾类型而异。在特定类型或阶段,如间日疟,患者会出现单纯疱疹,这些疱疹常见于口唇周围,并可扩散至鼻、两耳,偶见于肛门及外阴部,与高热等全身症状同时显现。然而,对于三日疟、恶性疟及卵圆疟等其他类型,皮疹并非普遍特征;在恶性疟或重症疟疾中,尽管可能出现全身性皮肤症状,但这些更多关联于贫血、黄疸、出血点等全身性病理表现,而非特定类型的皮疹。因此,疟疾皮疹的识别需结合患者具体病情及临床类型综合判断
登革热	充血性皮疹或点状出血疹	于病程第 3~6d 在颜面、四肢出现充血性皮疹或点状出血疹,典型皮疹为四肢的针尖样出血点,或融合成片的红斑疹,其中可见有散在小片的正常皮肤,如红色海洋中的岛屿,简称"皮岛"。可出现不同程度的出血现象,如皮下或黏膜出血、注射部位瘀斑和瘀点、牙龈出血、鼻衄及束臂试验阳性等
流行性出血热	出血疹	出血疹多见于腋下及胸背部,常呈搔抓样,条索点状瘀点
恙虫病	红色丘疹,继而成为水疱,以后形成黑褐色焦痂	皮疹出现于病程的第 2~8d,较多见于第 4~6d。先于躯干散在性出现,后蔓延至四肢,轻症患者可无皮疹,重症患者皮疹可密集融合,甚至为出血性
鼠疫	红色丘疹	皮肤出现剧痛性红色丘疹,其后逐渐隆起,形成血性水疱,周边呈灰黑色,基底坚硬。水疱破溃后创面呈灰黑色

【护理评估】

1. 主观评估　评估皮疹对患者心理、社会状况的影响。由于皮损多发于体表,特别是头面部、颈部、四肢等暴露部位的皮疹将引发患者不良心理反应,使患者产生焦虑、抑郁等情绪,因此当患者发生皮疹时应重点评估皮疹对患者心理、生活及社会交往的影响。

2. 客观评估

(1)评估患者意识状态、面色、全身浅表淋巴结有无肿大,扁桃体大小及有无分泌物、颈部软硬度、肝脾大小、传染病接触史及预防接种史等。

(2)患者皮疹发生状况(如皮疹出现时间、初发部位、皮疹大小、数量、性质、发疹情况、皮疹伴随症状、出皮疹后的处理经过等)。

（3）实验室评估（血常规、粪便常规及病原学、血清学、脑脊液检查等）。

【护理措施】

1. 休息 皮疹较重、伴有发热等症状患者应卧床休息。

2. 病情观察 注意观察生命体征、意识状态、皮疹的变化、治疗及护理效果等。

3. 环境 病房应保持整洁，定时通风，定时空气消毒。

4. 饮食护理 少饮浓茶、酒，避免进食辛辣刺激性食物，疱疹样皮炎禁食酸奶、燕麦等食物以免加重病情。

5. 皮肤护理 主要措施包括：①注意保持皮肤清洁，每日用温水轻擦皮肤，禁用肥皂水、乙醇擦拭皮肤。②有皮肤瘙痒者应避免搔抓，防止抓伤皮肤造成感染，应注意修剪指甲，皮肤剧痒者可涂炉甘石洗剂等。③皮肤结痂后应让其自行脱落，不要强行撕脱；疹退后皮肤干燥可涂液体石蜡润滑皮肤。④大面积瘀斑的坏死皮肤注意保护，翻身时应注意避免拖、拉等动作，防止皮肤擦伤。⑤若皮疹发生破溃后应注意及时处理，小面积者可涂甲紫溶液或抗生素软膏，大面积者则用消毒纱布包扎，以防止发生继发感染，如有感染须定时换药。⑥衣着应宽松，及时更换衣物，保持床褥的清洁、平整、干燥。⑦如为口腔黏膜部位的疹，应注意做好口腔护理，每日用温生理盐水或复方硼砂含漱液清洁口腔 2~3 次。

6. 用药护理 根据皮疹的特征，选择合适的药物，在用药过程中应当注意：①外用药浓度应适宜，对有刺激性的药物先用低浓度药物，再根据病情需要及患者耐受度，逐步增加用药浓度，以增加患者的耐受度。②用药应与患者年龄、性别、皮疹部位而异，婴幼儿、妇女以及口腔黏膜避免使用强刺激性药物。③掌握用药方法，如外用乳剂或软膏时，对浅表的皮疹可单纯涂搽；若皮肤浸润肥厚、苔藓化，可在涂药后加塑料薄膜封包，从而促进药物吸收；洗剂须摇匀后使用。涂抹外用药时，力度应当合适，避免用力摩擦，以免加重皮损。④加强用药后的观察，重点应注意有无不良反应的发生，如发生过敏或中毒现象，应立即停药并做相应处理。

7. 健康教育

（1）指导患者识别引发皮疹的原因，使其避免接触加重或诱发皮疹的因素，以免再次诱发皮疹。

（2）注意皮肤清洁，嘱患者勤洗澡，及时更换衣物及床褥。

（3）对已发生皮疹的患者应当指导其避免搔抓、搓擦皮肤。

（4）做好患者的心理护理，减轻患者可能因皮疹而引发的不良心理状况，改善其社交状况。

第五章

新发突发传染病护理工作内容及流程

新发突发传染病的复杂性和未知性,要求护理工作人员具备迅速应对、灵活适应的能力,并严格遵守规范化的护理流程。有效的护理干预不仅能提高患者的康复率,还能在防控疫情传播中发挥至关重要的作用。本章将详细阐述在新发突发传染病背景下,护理人员所应承担的工作内容及操作流程,旨在为护理人员应对突发传染病时提供系统指导。

第一节　预检分诊工作内容及流程

预检分诊是医疗机构门急诊对就诊人员进行初筛、合理引导就医、及时发现传染病风险、有效利用医疗资源、提高工作效率的有效手段。科学、规范的预检分诊流程不仅能够保障医务人员和患者的安全,还能提高医院应对突发传染病的反应效率。因此,制订科学、规范的护理预检分诊工作内容和流程尤为重要。

一、预检分诊点建设

1. 位置要求　预检分诊点一般设立在医院门口醒目位置处,标识清楚、相对独立、通风良好,具有消毒隔离条件,合理规划通道,患者及家属按照指定出入口进出医院,应实行 24h 值班制(晚间可以设在急诊,须有醒目的标识)。

2. 物品准备　医疗垃圾桶、红外测温仪、玻璃体温计、免洗手消毒凝胶、乙醇、喷壶、消毒桶、含氯消毒剂浓度测试纸、医用外科口罩、一次性使用医用帽、防护服、专用拖布、抹布、预检分诊登记表(表 5-1)等。

3. 人员配置　配备有感染性疾病专业,能力和经验丰富的分诊人员专人值守,分诊人员须经过传染病法律法规、诊疗知识、穿脱防护用品、医院感染防控、简要流行病学调查等相关培训,考核合格后方可上岗。

表 5-1　预检分诊登记表

日期	姓名	性别	年龄	体温	临床症状 / 体征				流行病学史			分诊去向				身份证号	联系电话	预检人员
					呼吸道症状（发热、咳嗽等）	胃肠道症状（腹泻、呕吐等）	全身疼痛	其他（皮疹、腮腺肿大等）	有无接触过类似病例	有无出境史	有无接触过病死家禽史	普通门诊	肠道门诊	呼吸道门诊	发热门诊			

二、预检分诊主要工作内容和流程

(一)护理管理内容

1. 科学防护　加强科学防护,配备防护用品,做好防护物资的准备和管理,最大限度减少医务人员职业暴露,保障医务人员安全。

2. 规范个人防护行为　预检分诊人员穿戴一次性使用医用帽、医用外科口罩及工作服,严格执行手卫生,医务人员上岗前均要进行健康检查。

3. 严格执行医疗废物处理制度　根据《医疗废物管理条例》《医疗卫生机构医疗废物管理办法》的相关规定,按要求处理医疗废物。

4. 严格落实预检分诊制度　门诊预检分诊的防控工作的重点是把好入口关,应高度重视对医院入口的管理,实行轮班制,24h 值守。

5. 合理调配门诊人力资源　疫情防控工作压力大、责任重,需要及时关注护理人员的心理健康,通过合理排班的形式,控制工作时长,保障工作人员能合理休息,并根据患者数量、护理人员数量以及疫情形势酌情增加预检分诊护士数量。

6. 提高医护人员对疫情的认知　组织预检分诊人员不断学习新发突发传染病相关知识、防控制度和规定,增强分诊人员防控意识,提升疫情防控水平。

(二)临床护理工作内容及流程

1. 各班工作人员提前 5~10min 到岗,按照标准防护进行着装,做好预检分诊相关准备。

2. 工作中严格执行标准预防及手卫生规范,对患者进行分诊,包含预约挂号和现场挂号,了解患者的基本信息,快速完成预检工作。

预约挂号:运用互联网技术,预检分诊"前移",人人都接受预检分诊,线上填报预检分诊登记信息,通过预检分诊系统,智能、精确、快速完成预检分流。管理员监控平台调取智能分诊数据,汇总统计分诊结果。

现场挂号:分诊点询问流行病学史、症状、测体温、填写预检分诊登记表。无发热、非感染的患者分诊到普通门诊就诊;发热或有流行病学史患者分诊到发热门诊就诊;腹泻患者分诊到肠道门诊就诊;其他感染患者分诊到相应的感染门诊(如结核门诊、艾滋病门诊、手足口病门诊)。

对进入医院的患者、家属及其他工作人员要测量体温、询问流行病学史和症状,经预检分诊为新发突发传染病患者或者疑似患者,严格按照相应的独立通道运送患者,应当依法采取隔离或者控制传播措施,并按照规定对患者的陪同人员和其他密切接触人员采取医学观察,并对接诊处采取必要的消毒措施。对不配合体温监测、流行病学史调查、拒不服从到相应诊区就诊的患者,可通知医务部/科、保卫科进行协调处理。发现疑似患者,登记信息,并指导患者及家属正确佩戴医用外科口罩、注意咳嗽礼仪等,门诊排队等待时,人与人之间的距离相隔大于 1m。若接到上级部门发布的特定的传染病预警后,结合预警病例的传播途径、临床特点做好特定传染病的预检分诊工作。遇突发事件,患者集中到达时,除通知急诊值班人员、主任、护士长外,应及时报告医务科/部、护理部。

3. 健康教育　可以利用广播在分诊、候诊等多个区域宣教就医指南及流程,采取通俗易懂的语言讲解新发突发传染病相关知识,包括医学隔离和观察的要求和注意事项、正确洗手步骤、医用外科口罩的正确佩戴方法、咳嗽礼仪等,还可制作健康教育宣传册发放给患者。

4. 每日对预检分诊登记的患者信息进行汇总记录,梳理工作情况,特殊情况及时汇报。

5. 预检分诊工作流程图见图 5-1。

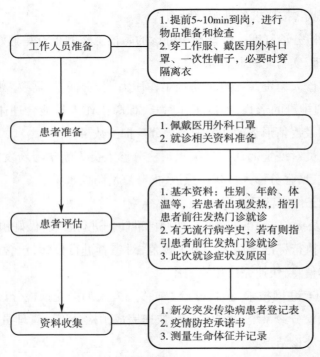

图 5-1　预检分诊工作流程图

第二节　门急诊工作内容及流程

出现新发突发传染病时,医院门急诊是其筛查第一道门户,门急诊护士须承担患者诊疗分流和医院感染防控工作,不仅责任重大,还存在被感染的风险。因此,对门急诊工作内容及流程进行科学化和规范化管理,是防止疫情在医院内扩散的关键环节,也是防控工作的重点。

一、门诊建设

1. 位置要求　门诊各诊室就诊路线清晰、标识清楚、通风良好、通道规划合理,若设立发热、肠道、呼吸道等传染病门诊,应设立在相对独立区域。疫情期间,各门诊出入口实行单流向通道管理,患者及家属按照指定出通道进出医院。

2. 人员要求　同预检分诊人员要求。

3. 物品准备　医用外科口罩、医用防护口罩、红外测温仪、玻璃体温计、血压计、听诊器、手卫生设施、医疗垃圾桶、新发突发传染病患者登记表、消毒物品、抢救及治疗药物等,根据各专科诊室需要配备相应物品(如换药、清创缝合包、阴道扩张器等);肠道门诊还需配备纱门、纱窗、吐泻桶、便盆、杀虫剂、消杀器械等。

二、门诊工作内容和流程

(一)护理管理内容

1. 规范防护用品使用　由专人进行防护用品的管理,做到可溯源,杜绝浪费。根据新发突发传染病的传播方式,严格落实标准预防。

2. 实行"一医一患一诊室"　监督各诊室的医生在接诊过程中再次仔细询问患者流行病学史、测体温,并结合患者的主诉、病史、症状和体征等对来诊的患者进行再次分诊。遇突发事件如:连续3例以上就诊患者症状相似且有直接或间接关联的疾病应查明原因,报医院相关部门,如遇烈性传染病就诊时,报告医务科、护理部、院感科等科室,对患者按传播途径采取隔离措施,对诊区环境及物体表面进行清洁与消毒,同时做好疫情报告。

3. 加强人员管理　定期对工作人员进行传染病防治和新发突发传染病相关知识的培训,培训应包括传染病防治的法律法规及新发突发传染病流行动态、诊断、治疗、预防、职业暴露的预防和处理等内容。同时,强化在岗人员的跟踪督导,落实标准预防,避免职业暴露。

4. 设施设备管理　门诊的设施设备须准备齐全、有序放置,并进行定期检查,处于随时备用的状态。同时,设备均有使用流程,方便操作。

5. 强化消毒管理工作　根据国家政策和文件,做好环境、物表以及确诊患者的消毒处置。

6. 优化就诊流程　新发突发传染病期间,门诊患者就诊人数激增,须不断进行流程的优化,可动态评估门诊量,及时调整门诊时间,采用最小医疗单元的气泡式管理,减少楼宇间非必要人员交叉流动,减少患者就诊时间,为患者提供便捷、优质的护理服务。

7. 优化门诊布局　疫情期间,须和辅助科室之间协调配合,做好流量调配,主动疏导患者,减少人员聚集,减少患者等待时间。

8. 开通线上就诊渠道　开设线上就诊平台,不断优化升级互联网医院,方便患者获取高水平诊疗服务,在满足广大患者就医需求的同时确保医院防疫安全。

(二)临床护理工作内容

1. 预检　详见本章第一节。

2. 分诊　包括再次筛查患者的流行病学史,根据患者的症状体征以及疾病的轻重缓急,进行分诊。所有就诊人员及陪同人员正确佩戴医用外科口罩进入相应的门诊,若发热或有流行病学史的患者,分诊到发热门诊就诊,并填写发热患者就诊登记表(表5-2);进入肠道门诊的患者需复测体温、询问流行病学史、完善大便常规检查,并填写腹泻患者门诊登记表,排除传染性腹泻后再到普通门诊就诊,详见肠道门诊工作流程(图5-2);进入感染门诊的患者,复测体温、询问流行病学史后,分诊到艾滋病、手足口病等相应的感染门诊。普通诊区入口设置体温监测点,指导患者正确佩戴医用外科口罩就诊,门诊医生接诊患者时须询问患者流行病学史,若为新发突发传染病患者或者疑似患者,立即对患者的陪同人员和密切接触人员进行隔离,并对接诊处采取必要的消毒措施。

表 5-2　发热患者就诊登记表

日期	姓名	性别	年龄	职业	单位	详细住址(详细到门牌号)	电话	是否为初次就诊	体温(腋温)/℃	主要症状/体征	流行病学史	是否为传染病	诊断	去向(留观/住院/离院)	主要化验结果	医务人员签名

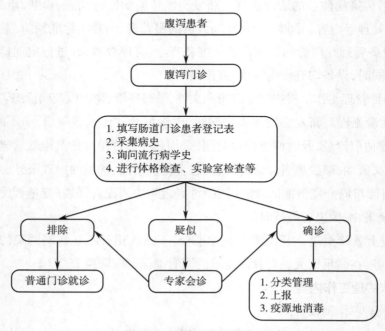

图 5-2　肠道门诊工作流程

3. 陪同人员管理　若患者为新发突发传染病疑似患者,陪同人员和其他密切接触人员应按届时政策采取相应的医学观察,根据新发突发传染病的类型、传播途径,指导其采取必要的预防措施,如洗手、戴医用外科口罩、完善必要的检查等。

4. 接诊　协助医生接诊患者。

5. 健康教育　详见第五章第一节。

6. 转诊转院　新发突发传染病患者或者疑似患者转诊时,应按当地卫生行政部门的规定,使用专用车辆按指定路线进行转运。一般情况下,1 车转运 1 人;同种同源的感染者,1车可转运多人。每转运 1 车次均应对救护车进行终末消毒,医务人员和司机每执行 1 车次转运任务后更换全套个人防护用品,连续转运同种同源的感染者时,可完成本次转运任务后集中更换个人防护用品,但同一套个人防护用品连续使用时间不应超过 4h,承担转运任务的医务人员、司机必要时按要求闭环管理,工作期间不安排执行其他日常转运任务,并按要求进行健康监测。

7. 消毒　消毒包括对物品表面消毒、设施设备消毒、诊疗器械消毒等,应严格执行消毒隔离制度,每日对门诊进行消毒,并做好消毒记录。突发不明原因的传染病病原体污染的诊疗器械、器具与物品的处理,应符合国家届时发布的规定要求。没有要求时,其消毒的原则为:在传播途径不明时,应按照多种传播途径,确定消毒的范围和物品;按病原体所属微生物类别中抵抗力最强的微生物,确定消毒的剂量(可按杀灭芽孢的剂量确定),医务人员应做好职业防护。依据《医疗废物管理条例》处理患者吐泻物及污染物品,正确处理医疗垃圾。

三、急诊建设

1. 位置要求　医院急诊科区域设置应以“急”为中心,标志应突出、醒目,白天有指路标志,夜间有指路灯光标明急诊科以及急诊科各区域位置,患者就诊流程要有标识牌;同时,根据情况设立挂号处、分诊台、候诊区、诊室、抢救室(有条件医院应同时设置复苏室)、留观室、急诊综合病房、急诊重症监护室、输液室、治疗室、隔离室、心电图室、石膏间、创伤处置室、检验室、B 超室、X 线和 CT 检查室、急诊药房、疑似 / 特殊感染患者的观察间及其他辅助区域等。患者诊治区域可分为红、黄、绿三个区域,分流急诊患者。急诊入口应当通畅,设有无障碍通道,方便轮椅、平车出入,并设有救护车通道和专用停靠处;与手术室、重症医学科等相连接的院内紧急救治绿色通道标识应当清楚明显。

2. 人员要求　急诊科应当根据每日就诊人次、病种、急诊科医疗和教学功能等配备医护人员。急诊科固定医生 / 护士的数量应该不少于在岗医生 / 护士的 75%,同时应具备 3 年以上的临床工作经验。同时,急诊科也可根据实际需要配置行政管理和其他辅助人员。

3. 设施设备

(1)基础类:病床、床头柜、床旁椅、诊断床、护理车、仪器车、治疗车、输液车、污物车、候诊椅、输液椅、氧气瓶、体重秤、自助挂号缴费机、电子叫号系统、报告打印机等。

（2）抢救及生命支持类设备：输液泵、注射泵、电子血压计、体温计、血糖仪、血氧仪、心电监护仪、心电图机、除颤仪、吸痰器、无创呼吸机、心肺复苏机、有创呼吸机、负压吸引器（有中心负压吸引可不配备）、给氧设备（中心供氧的急诊科可配备便携式氧气瓶）、洗胃机、雾化器、抢救车等，有条件的医院还可配备便携式超声仪、移动 X 射线机、血液净化设备和快速床旁检验设备等。

（3）急救药品：复苏药、呼吸兴奋剂、血管活性药、利尿及脱水药、抗心律失常药、镇静药、解热镇痛药、止血药、解毒药、平喘药、纠正水电解质酸碱失衡类药、各种静脉补液液体、局部麻醉药、激素类药物等。

（4）转运类：转运平车、负压担架、转运呼吸机、救护车/负压救护车、氧气瓶/袋等。

（5）清洗消毒：紫外线灯、智能消杀机器人、病历消毒柜、移动式空气消毒机、医用空气消毒机、床单位消毒机、含氯消毒剂、速干手消毒剂、75% 乙醇、过氧化氢溶液等。

（6）通风设备：空调、新风系统、通风柜等。

（7）办公类设备：电脑、打印机、办公桌/椅、电话机、对讲机、病历架等。

四、急诊工作内容和流程

（一）护理管理内容

1. 规范诊疗流程，保障绿色通道　新发突发传染病期间，规范并优化儿科、产科、外科等各种专科和危重症患者的诊疗流程，畅通急救绿色生命通道，保障患者快速救治。

2. 人员精细化管理　科室合理安排班次和轮休，当急诊患者人数增加，护理人力资源紧缺时，可由护理部调派人员支援急诊科。

3. 严格院感防控　完善"三区两通道"，加强对重点岗位督查指导，避免交叉感染。定期组织线上线下医院感染知识培训，增强工作人员自我防护能力，严格执行消毒隔离措施。

4. 急救设施设备管理　急救设施识别应做到定位放置、方便使用、标识明显，不得随意挪动位置，同时定专人负责管理、清点、维护和清洁消毒等工作。

5. 急救药品管理　急救药品应统一存放在抢救车内，按照清单分类摆放整齐、有序，由专人进行管理，使用后及时补充并登记。每月定期检查药品的有效期，并按日期调整使用。

6. 加强培训　采用线上加线下的形式开展新发突发传染病相关知识培训，提高诊疗及护理能力。

（二）临床护理工作内容

1. 分诊护士

（1）根据患者的症状和体征，区分病情的轻、重、缓、急及隶属专科，进行初步判断、安排救治，对疑有传染病患者做好及时隔离就诊和消毒工作。

（2）对急诊患者进行详细登记，主要包括患者姓名、性别、科别、年龄、职业、转归（观察、入院、手术、转院、死亡等）及就诊日期。

（3）对危重患者或大批伤员应立刻安排进入抢救室,通知有关医生、护士,必要时通知相关领导积极组织抢救。

（4）了解患者病情,对病情变化者应及时做出应急处理,必要时协助办理挂号、缴费等手续,对无陪护者设法与家属取得联系。

（5）维持就诊秩序,指导患者接受检查和指引诊室路线,耐心回答患者的问题,做好健康宣教工作。

2. 抢救室护士

（1）做好抢救室各项准备工作,保持药品、器械、仪器、设备、材料等齐全、完好,使之处于备用状态。

（2）配合医生完成患者的抢救工作。

（3）随时评估患者,发现异常情况及时报告医生并采取相应措施。

（4）根据医嘱落实各项治疗护理措施,在紧急情况下,可采取急救措施,包括心电监护、开通静脉通路、心肺复苏等。

（5）加强危重患者的病情及用药后反应的观察,发现问题及时报告并处理。

（6）护送危重患者进行各项检查、手术,做好突发情况的处理。

（7）准确、及时、客观、真实、完整地记录病情演变及抢救过程。

（8）对患者及家属进行宣教和指导。

3. 观察室护士

（1）严密观察病情,按要求定时监测体温、脉搏、呼吸、血压,发现病情变化,及时报告医生。

（2）需要抢救的危重患者,应立即报告医生并酌情做应急处理,如吸氧、建立静脉通路、吸痰、心肺复苏等。

（3）按医嘱及时完成各种治疗,落实各项护理措施。

（4）按分级护理要求巡视病房。

（5）对患者做好健康宣教。

（6）做好护理记录。

4. 急救中心护士

（1）提前 15min 接班,交接救护车上所有物品、药品、仪器、设备等,保证齐全、性能良好。

（2）接到出诊电话时,问清患者姓名、地址、病情并做好登记,迅速通知司机和医生出车。若接到新发突发传染病患者出诊电话,确认患者病情并做好记录,通知出诊医务人员和司机穿戴二级防护出车,若需实施吸痰、气管插管和气管切开等可能发生气溶胶或喷溅操作时,实施三级防护,若为转诊患者,应通知转诊医院准备患者相关检查资料,并告知预计到达时间。

（3）到达救治现场后，核对病员信息，立即实施现场急救，若患者为呼吸道新发突发传染病且病情允许，需佩戴医用外科口罩。

（4）急救或转运途中，医护人员应对患者的生命体征进行严密监护，最大限度地保证患者途中生命安全。若为新发突发传染病患者或疑似患者，应及时向接收科室和相关部门汇报患者基本情况（姓名、性别、年龄、病情情况、需做的相关检查等），通知相关科室协助患者办理入院手续。

（5）返回医院，对患者进行进一步救治。若接诊的是新发突发传染病患者或疑似患者，应将患者护送到隔离病房，并进行床旁交接；如经评估，须在急诊科立即抢救，立即安排在疑似 / 特殊感染患者观察的房间，实施急救措施。

（6）工作人员返回工作岗位，完善相关医疗文件。若接诊的是新发突发传染病患者或疑似患者，工作人员须在监督下按流程脱二级防护，沐浴更衣后完善相关医疗文件。

（7）救护车返回医院后，须做好救护车的清洁消毒工作。若接诊的是新发突发传染病患者或疑似患者，应在返回途中电话通知清洁人员做好救护车消毒的准备，具体消毒方法如下：

1）准备：消毒人员接到消毒通知后，着二级防护，准备好消毒用具、含氯消毒剂，经指定通道到消毒地点等候（半小时内完成）。

2）消毒：患者和医护人员下车离开后，出诊司机将救护车开到指定区域（有下排水和污水处理）进行消毒。各类仪器如心电监护仪、听诊器等常用物品使用后采用 75% 乙醇擦拭消毒，消毒后放回负压出诊车；担架、床垫、台面用含氯消毒剂擦拭，地面用含氯消毒剂湿拖地面。救护车内空气用空气消毒机消毒，车身外部用氯消毒剂喷洒，先喷洒消毒救护车门把手，再开车门消毒救护车内部（消毒时从上到下，从左到右），喷洒至表面湿润，退出救护车，关闭车门（救护车密闭消毒 1h），对救护车外部再次喷洒消毒。消毒工作结束后，将消毒用具放在缓冲间，消毒人员在监督下按流程脱二级防护，进入清洁区沐浴更衣后离开。

3）清水擦拭：消毒 1h 后用清水擦拭救护车内物品表面，使用乙醇纱布擦拭仪器设备，救护车专用拖布进行清水拖地。隔离衣，手套和其他垃圾一并使用双层黄色医疗垃圾袋装好，贴好标识，按照医疗废物处置。

第三节　发热门诊工作内容及流程

发热门诊作为应急的前沿阵地，在新发突发传染病诊治过程中发挥关键作用。为有效应对新发突发传染病，促使发热门诊的工作有效运转，规范发热门诊的工作内容和流程十分重要。

一、发热门诊建设

1. 位置要求　医院门口和门诊大厅要设立醒目的发热门诊告示,内容应当包括接诊范围、方位、行走线路及注意事项等,院区内应有引导患者到达发热门诊的明确指示标识。其他要求详见第三章第五节。

2. 分区设置　发热门诊应当满足"三区两通道"设置要求,规范设置清洁区、潜在污染区、污染区、医务人员通道、患者通道,各区和各通道出入口应设有醒目标识和门禁,门禁处于常闭状态。发热门诊还可结合疫情防控和医院实际情况,将发热门诊划分为特殊诊区(室)和普通诊区(室),特殊诊区(室)一般选择相对独立的区域,专门用于接诊新发突发传染病可能性较大的患者,普通诊区(室)接诊普通发热患者。

3. 设备配备　应当按照填平补齐的原则,配置以下设备:

（1）基础类:参照第二章第五节基础类配备外,还需配备候诊椅、输液椅、氧气瓶、体重秤、自助挂号缴费机、电子叫号系统、报告打印机等。

（2）基础医疗和抢救设备:参照第二章第五节医疗救治类配备外,还需配备电子血压计、体温计、血糖仪、血氧仪、无创呼吸机、负压吸引器(有中心负压吸引可不配备)、给氧设备(中心供氧的急诊科可配备便携式氧气瓶)、洗胃机等,有条件的医院还可配备便携式超声仪、床旁 X 线机和快速床旁检验设备等。

（3）标本采集类:详见第二章第六节。

（4）防护类:详见第二章第六节。

（5）转运类:转运平车、负压担架、转运呼吸机、救护车 / 负压救护车、氧气瓶 / 袋、生物运输转运箱、血液冷藏转运箱、转运箱等。

（6）清洗消毒:紫外线灯、智能消杀机器人、病历消毒柜、移动式空气消毒机、医用空气消毒机、床单位消毒机、含氯消毒剂、速干手消毒剂、75% 乙醇、过氧化氢消毒剂、喷壶、含氯消毒片、含氯消毒剂浓度测试纸、洗手液、擦手纸、医疗垃圾桶、黄色医疗垃圾袋等。

（7）通风设备:空调、新风系统、通风柜等,有条件的医院可配置负压病房。

（8）办公类设备:电脑、打印机、办公桌 / 椅、电话机、对讲机等。

4. 人员配置　发热门诊应当配有固定的感染性疾病科专业医生和护士。发热门诊非感染性疾病科专业医生和护士应当具备一定临床经验、经过传染病诊治知识和传染病相关法律法规培训。综合医院发热门诊每张隔离留观床位应当至少配备 1 名护士,疫情期间根据实际患者数量增配相应医护人员数量。医疗机构还应当配备重症医学科、内科、院感管理、急诊、儿科、影像、临床检验等相关专科医务人员组建的院内专家组和多学科团队,对发热门诊筛查发现的可疑传染病患者进行专家会诊,对疑难危重患者开展多学科、精细化诊疗。

二、发热门诊工作内容和流程

（一）护理管理内容

1. 建立健全护理管理规范　明确发热门诊工作流程以及职责,以确保发热门诊各项工作有序、安全运行,制订或完善《发热门诊患者就诊规范及流程》《防护用品管理规范》《应急预案》及相关登记表等,并明确岗位职责和每班工作任务。

2. 培训与考核　所有进入发热门诊工作的护理人员均需接受专门培训,内容包括传染病法律法规、国家政策、新发突发传染病诊疗及护理知识、工作制度、工作流程、质量标准、消毒隔离制度、防护用品使用等,培训合格后方可上岗。

3. 加强自我防护　发热门诊应配备符合标准、数量充足、方便可及的个人防护用品,工作人员应根据诊疗操作选择合适的防护用品,正确穿脱,严格落实个人防护。

4. 动态调整人力资源　根据发热门诊就诊患者数量,及时调整人员班次、适时增减护理人员,做好护理人力资源动态调整。

5. 优化就诊流程　根据《发热门诊设置管理规范》及就诊患者情况,优化患者就诊流程,减少就诊等待时间。

6. 患者及家属管理　做好发热门诊患者的就诊登记工作,非必要不留陪护。

（二）临床护理工作内容

1. 预检　患者进入发热门诊,预检分诊护士核对患者信息(姓名、性别、年龄、身份证号码、电话号码、家庭住址等),结合患者的主诉、旅居史、病史、症状和体征等进行预检。

2. 分诊　查验患者身份信息,测量生命体征(包括体温、脉搏、呼吸、血压、血氧饱和度),分诊台录入患者信息(包括生命体征、姓名、性别、年龄、身份证号码、电话号码、就诊卡号、首诊或复诊、有无过敏史、预检分诊级别及住址等),按照风险等级将患者正确分诊至普通发热诊区(室)或特殊发热诊区(室),避免在分诊环节造成交叉感染。引导患者有序进入诊区(室)就诊,一人一诊室,就诊患者较多时,按照就诊顺序安排患者于候诊区等待。

3. 诊查

（1）根据医嘱引导患者完善检查,需做 CT 检查的患者由护士(危重患者由医护人员)陪同按照指定路线至发热门诊专用 CT 检查室,进入 CT 检查室前指导患者做好手卫生并宣教 CT 检查注意事项,检查结束后引导患者从指定路线回到发热门诊,安置已完成检查的患者于等候区。

（2）根据医嘱对患者进行相应的标本采集。

4. 病情观察　内容包括:①注意发热类型、程度及经过,及时注意呼吸、脉搏和血压的变化。②观察是否出现寒战、结膜充血、关节肿痛及意识障碍等伴随症状。③观察治疗效果,比较治疗前后全身症状及实验室检查结果的变化。④观察四肢末梢循环情况,高热而四肢末梢厥冷、发绀等提示病情加重。⑤观察是否出现抽搐,并给予对症处理。

5. 危重患者护理　危重患者安置在抢救室,患者进入抢救室立即建立静脉通路、吸氧、心电监护等抢救措施,及时通知医生进行抢救及处置,认真客观正确书写抢救记录;禁止探视,原则上不设陪护。

6. 消毒　详见本章第二节。

7. 疫情上报　详见本章第二节。

第四节　发热留观病房工作内容及流程

发热留观病房是用于接诊病因不明确的发热患者或疑似新发突发传染病患者留院观察的病房。

一、发热留观病房建设

1. 位置要求　发热门诊留观病区应设置于发热门诊诊疗区域内,与诊室保持一定距离,标识醒目。

2. 分区要求　发热留观病区属于污染区,应独立设区。留观患者一人一室,严禁患者之间相互接触。

3. 数量要求　隔离留观室的数量若不能满足临床诊疗需要时,需另外设置隔离留观病区,床位数量应当依据传染病疫情防控需要和发热门诊诊疗量确定,建议三级医院隔离留观室不少于15间、二级医院隔离留观室不少于10间,并根据疫情变化进行调整。

4. 设施设备　每间留观室内设置呼叫系统、独立卫生间及非手触式流动水洗手设施、常用诊疗检查设备如听诊器、血压计、体温计等。有条件的医院可在留观病房内安装摄像头和无线传输设备及监护设备,以便与外界及时沟通并满足远程会诊功能。

5. 人员配置　同发热门诊。

二、发热留观病房工作内容和流程

(一)护理管理内容

1. 留观患者的管理　留观患者单人单间居住,不得离开房间活动。留观期间,护理人员严密监测患者生命体征和病情变化。

2. 留观病区的消毒管理　按照《医院空气净化管理规范》《医疗机构消毒技术规范》《医疗废物管理条例》进行清洁和消毒。

3. 护理人员的管理　加强院感防控,并对护理人员进行新发突发传染病相关知识的培训和考核。

4. 加强自身防护　留观病房应配备符合标准、数量充足、方便可及的个人防护用品。

护理人员根据诊疗操作选择合适的防护用品,正确穿脱,严格落实个人防护和手卫生。

5. 医疗废物处置　新发突发传染病患者产生的废弃物,包括医疗废物和生活垃圾,均按照医疗废物进行分类收集。严格规范管理,做好安全收集、分区域处理、安全运送、贮存交接及转移登记。

（二）临床护理工作内容

1. 病情观察　对患者的病史和现状进行全面系统地了解,对患者的病情做出综合判断,以及治疗和护理后的效果观察。定期测量体温,每 4h 测量一次,高热患者应 1~2h 测量一次,密切观察患者的面色、脉搏、呼吸等体征,如有异常,立即通知医生。

2. 医嘱执行　医嘱是护士为患者执行各种治疗和处置的依据,医务人员必须严格执行查对制度和执行医嘱制度。一般情况下,医生不得下达口头医嘱。抢救和手术中需执行口头医嘱时,护士须大声复述一遍,经医生核对无误后方可执行。医嘱执行后,护士要观察效果与不良反应,医嘱执行流程图见图 5-3。

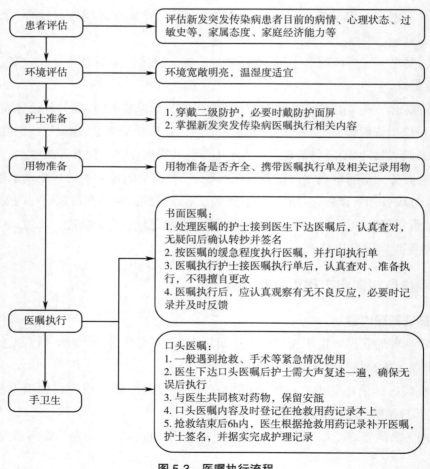

图 5-3　医嘱执行流程

3. 心理护理　新发突发传染病的特殊性，可能会导致患者内心产生一些不良情绪，护理人员应及时与患者进行交流沟通，针对患者的疑惑或不良情绪进行心理护理。

4. 解除隔离　发热留观病房的患者在排除新发突发传染病后，如需继续住院治疗则直接转入住院病房；无需住院，则遵医嘱进行下一步处理。

5. 终末消毒　发热留观病区每日至少进行 2 次消毒，留观病区留观室患者解除在院观察后，用≥1 000mg/L 含氯消毒液擦拭消毒，包括留观病区留观室内门把手、地面、观察床、呼叫器、卫生间地面及墙面；消毒 30min 后，再用清水擦拭留观病区留观室内所有地方，专用拖把清水拖地。不耐腐蚀的物体表面，用 75% 乙醇消毒液或一次性使用消毒湿巾擦拭。受到明显污染物污染时，应即刻用含有效氯≥1 000mg/L 的吸水材料清除污染物，再用含有效氯≥1 000mg/L 的消毒液擦拭消毒，作用 30min；移动式空气消毒机消毒留观室 30min。

第五节　普通病房、过渡病房工作内容及流程

新发突发传染病期间，为有效降低院感发生风险，做好普通病房以及过渡病房的护理管理显得尤为重要。

一、普通病房工作内容及流程

（一）护理管理内容

1. 患者及陪护管理　根据新发突发传染病疫情及国家相关文件、政策等制订并落实疫情防控期间住院患者和陪护人员管理制度，严防交叉感染。

2. 加强自我防护　科室应配备符合标准、数量充足、方便可及的个人防护用品，护理人员应根据诊疗操作选择合适的防护用品，正确穿脱，严格落实个人防护。

3. 动态调整人力资源　新发突发传染病期间，可能需要紧急抽调临床护理人员参与应急支援，护理管理者应根据科室患者数量和护理人员工作量及时调整人员班次，做好护理人力资源动态调整。

4. 护理质量管理　须合理安排工作时间与人力，加强核心制度落实等督查，严格管理，做好重点患者交接班，确保护理质量与患者安全。

5. 消毒管理　认真执行病房消毒隔离制度，做好病房通风和物品表面消毒。

（二）临床护理工作内容

1. 入院评估　在患者入院时，通过询问病史、体格检查和相关辅助检查等手段明确患者病情严重程度、心理和生理状况、营养状态、安全管理风险、治疗依从性、自理能力等，以此为依据制订适宜有效的护理方案。

2. 病情观察　加强对患者的病情观察，及时发现体温、脉搏、呼吸、血压等生命体征的

变化。

3. 医嘱执行　详见本章第四节。

4. 心理护理　须关注患者心理状况,及时评估患者情绪反应和行为变化,做好心理护理,并提供科学的信息和正确的新发突发传染病防护知识,缓解患者的恐慌感和焦虑抑郁情绪。

5. 健康教育　根据患者病情进行相应的健康教育,并指导患者正确实施咳嗽礼仪和手卫生等,做好个人防护。

二、过渡病房工作内容及流程

(一)过渡病房建设

1. 建设要求　应设置在相对独立、通风良好的位置,且配置完善、清晰、醒目的标识。

2. 设施设备　设置呼叫系统、独立卫生间及非手触式流动水洗手设施、常用诊疗检查设备、医疗物资、医废收集、消毒设施和生活必备用品等。

3. 人员配置　过渡病区的医护人员应相对固定,执行轮流值班制度,严格执行标准预防措施和分级防护措施。

(二)过渡病房护理管理内容

1. 患者管理　若不能排除新发突发传染病的新入院患者,则收入过渡病房,固定陪护人员,患者的诊疗、护理工作和患者的生活活动必须在病室内完成,排除新发突发传染病后再转入普通病房。

2. 护理人员管理　加强个人防护和消毒隔离观念,严格执行《医院隔离技术标准》《医务人员穿脱防护用品的流程》,正确实施手卫生及穿脱防护用品。

3. 消毒隔离管理　严格按照《医院空气净化管理规范》《医疗机构消毒技术规范》等进行清洁和消毒。

4. 医疗废物处置　过渡病房产生的废弃物,包括医疗废物和生活垃圾,均按照医疗废物进行分类收集,用双层黄色医疗垃圾袋盛装,不得与其他医疗废物混装。

(三)过渡病房工作内容及流程

1. 入院评估　详见普通病房。

2. 病情观察　按专科疾病及分级护理要求观察患者病情变化并记录,发现问题及时报告。

3. 医嘱执行　详见本章第四节。

4. 心理护理　详见普通病房。

5. 健康教育　对患者及陪护进行健康教育内容包括严禁探视,不串病房,正确实施咳嗽礼仪和手卫生等,做好个人防护。如为呼吸道传播的新发突发传染病,则要求患者及陪护规范佩戴医用外科口罩。

6. 终末消毒　详见本章第四节。

7. 医疗废物处理　详见本章第四节。

8. 疫情上报　如检查结果确诊新发突发传染病,则按照相关规定上报。

第六节　隔离病区工作内容及流程

隔离病区作为新发突发传染病收治的重要场所,建立规范化、科学化的隔离病区工作内容和流程,对保证患者救治,规范感染防控有重要作用。

一、隔离病区建设

1. 布局　隔离病区须设置在医院独立区域,与周围建筑或公共活动场所距离不小于20m,单独收治新发突发传染病患者。合理配置新风系统、回风系统和排风系统,建立上送风下回风的气流组织形式。有条件的隔离病区可设置负压病房。

2. 分区　规范设置"三区两通道",各区之间有物理隔断,相互无交叉;潜在污染区至少设置2个缓冲间,缓冲间房门应彼此错开,不宜正面相对,开启方向应由清洁区向污染区。要分别设置患者通道、医务人员通道,各通道之间不交叉,人流、物流、空气流严格物理隔离。各区和通道出入口应设有醒目标识。

3. 设施设备　隔离病区要配齐急救、抢救、重症监护和救治等仪器设备,以及必要的药品、耗材、防护物资、消毒用品和消毒器械等。(隔离病区清洁区所需基础物资及设施设备见附录6,隔离病区潜在污染区所需基础物资及设施设备见附录7,不同级别穿脱区域所需基础物品及设施设备见附录8,内外走廊所需基础物品及设施设备见附录9,病房所需基础物品及设施设备见附录10,隔离病房其他区域所需基础物品及设施设备见附录11。)

4. 人员配置　结合国家相关政策、文件、指南,并根据新发突发传染病的发展情况及隔离病房的所需护士量,进行人员配置,应考虑护理人员的年龄、学历、健康状况、职称、职务、岗位、专科、工作性质、工作能力等情况,优先考虑有ICU或急诊工作经验,有专科资格证的,有国家或本地急救医疗队训练背景的护理人员。

二、隔离病区工作内容和流程

(一)护理管理内容

1. 建立完善规章制度　制订或完善新发突发传染病病房护理工作流程,协调来自不同科室的护理人员,使其尽快熟悉隔离病区护理工作流程和制度。

2. 加强岗前培训　通过线上加线下的形式进行针对性理论知识、操作技能培训和心理培训,培训且考核合格方能上岗。

3. 护理人力资源配置　排班时人员结构应安排合理,实现能级对应,根据患者病情、护理级别、各班工作量、护理人员的数量、年龄、职称、水平等进行有效组合,尽量保证每班均设有工作经验的护士进行协助指导,做到优势互补,确保患者安全。

4. 强化重点环节的护理质量　监督隔离病区护理质控重点在于消毒隔离措施的落实情况及危重症患者护理效果。应每日监测病区和办公区的消毒情况,检查护理人员防护隔离标准是否落实并记录上报。关注每日当班危重患者的相关情况并及时上报,以便及时发现问题,协调解决,从整体上保证新发突发传染病隔离病区的护理质量。

5. 加强医护人员的自我防护　在穿脱防护服的区域张贴进出病区流程图以及防护服穿脱流程图。护理人员应每日进行健康监测,有问题及时上报处理。必要时,护理人员实行闭环管理,单人单间,房间每日进行消毒。

6. 加强设施设备的管理　设施设备专人管理,放置位置固定,建立使用登记表。

7. 护理质量改进　增强临床护理人员科研与创新意识,提高护理质量和护理服务水平,将新发突发传染病临床护理问题与科研相结合,用科学的方法解决临床问题和患者的护理需求,提高患者的满意度,缩短患者的住院时间。

8. 实行人文关怀　详见第七章。

(二)临床护理工作内容

1. 办理入院　查验患者身份信息无误,采集患者基本信息录入系统,办理入院并进行相应的护理评估。

2. 生命体征监测　严密监测患者生命体征变化,重点监测体温、呼吸节律、频率和深度及血氧饱和度等。

3. 病情观察与护理　内容包括:①根据患者所感染的新发突发传染病临床表现,护理人员对患者的相关症状进行密切观察,并及时采取相应护理措施。②根据患者病情,遵医嘱采取针对性护理措施,并观察治疗效果;合理、正确使用静脉通路,遵医嘱控制输液速度,必要时使用输液泵。③危重症患者每小时测量患者的心率、呼吸频率、血压、血氧饱和度,每4h测量并记录体温,记录24h出入量,观察呕吐物及大便次数、性质和量等。④做好患者的健康指导,保证患者充分的睡眠、营养等。⑤做好患者的晨晚间护理,保持床单位整洁;对生活不能自理的患者,做好日常护理。⑥落实皮肤护理,定时变更体位,预防压力性损伤。⑦保持各类管路通畅,妥善固定。

4. 心理评估与支持　新发突发传染病患者易产生恐惧、焦虑、愤怒、孤独、睡眠障碍等问题,护理人员应及时正确评估患者心理状态与需求,针对患者的不良情绪,给予针对性心理调适,提供恰当情感和信息支持,鼓励患者树立战胜疾病的信心,消除患者的不确定感和焦虑。

5. 标本采集　详见本章第三节。

6. 营养评估与指导　新发突发传染病患者大多因生理和心理不适而导致食欲缺乏和消化能力下降,在相对较长的病程中,可能存在一定的营养风险。因此,应及时进行营养评估,并根据其评估结果进行相应指导,具体内容详见本章康复病区营养指导。

7. 重症患者的监护内容

（1）水、电解质和酸碱平衡：血液钾、钠、氯、钙离子测定，微量元素的测定，24 小时尿电解质成分的排出量，血液 pH 值、二氧化碳分压（PCO_2）、实际碳酸氢盐、标准碳酸氢盐、碱剩余和缓冲碱等。

（2）代谢和营养：人血白蛋白、转铁蛋白含量，血糖、肌酐测定、肌酐清除率、总氮平衡，基础代谢率、呼吸商测定、体重、皮褶厚度、上臂肌围。

（3）呼吸系统：潮气量、静息每分钟通气量、呼吸频率、呼吸深度、平均气道压、气道阻力、吸气力、呼气力、气道峰压、肺的动态或静态顺应性、通气血流比例、肺泡 - 动脉血氧分压差、呼气末二氧化碳分压以及血气分析指标（如 pH 值、氧分压、二氧化碳分压等）。

（4）心血管系统：包括心率、心律、心排血量（CO）或心脏指数（CI）、每搏输出量、左心室做功指数、右心室做功指数、中心静脉压（CVP）、肺动脉压、肺毛细血管楔压（PCWP）、外周血管阻力、肺血管阻力等。

（5）消化系统：血清总胆红素、结合胆红素、白蛋白、球蛋白、谷丙转氨酶，胃液 pH 值、呕吐物或粪隐血试验，观察腹胀、腹水、腹痛、肠鸣音等。

（6）泌尿系统：24 小时或每小时尿量，尿比重、尿 pH 值，血、尿肌酐和尿素氮的测定，内生肌酐清除率，血、尿渗透压比值等。

（7）中枢神经系统：意识状态、瞳孔大小及对光反射、肢体肌力及肌腱反射、皮肤感觉等临床观察，有条件可做颅内压、脑电图、脑血流图监测及头颅影像学检查。

（8）血液系统：血红蛋白、血细胞比容、白细胞计数和分类、血小板计数、出血时间、凝血时间、凝血酶原时间、活化部分凝血活酶时间、3P 试验等，必要时做骨髓穿刺检查。

8. 重症患者的专科操作技术　新发突发传染病重症患者专科操作技术包括氧气疗法、无创 / 有创机械通气患者的护理、行人工气道患者的护理、成人机械通气患者的俯卧位护理、镇静镇痛患者的护理、体外膜肺氧合治疗患者的护理、主动脉内球囊反搏的护理等。

（1）氧气疗法患者的护理

1）遵医嘱给予鼻导管或面罩吸氧，意识清醒的患者应做好沟通，取得配合。

2）密切观察患者生命体征和意识状态，重点监测血氧饱和度。

（2）无创机械通气患者的护理

1）无创机械通气治疗前，应做好患者健康教育，提高患者依从性和应急能力，以便在紧急情况下（如咳嗽、咳痰或呕吐时）患者能够迅速拆除连接，提高安全性。健康教育的内容包括：①治疗的作用和目的。②连接和拆除的方法。③治疗过程中可能出现的各种感觉和症状，帮助患者区分正常和异常情况。④治疗过程中可能出现的问题及相应措施，如鼻 / 面罩可能使面部有不适感，使用鼻罩时要闭口呼吸，注意咳痰和减少漏气等。⑤指导患者有规律地放松呼吸，以便与呼吸机协调。⑥鼓励患者主动排痰并指导吐痰的方法，嘱患者（或家属）如出现不适应及时告诉医护人员。

2）正确连接无创呼吸机氧气面罩,指导患者用鼻呼吸。

3）观察鼻/面罩有无漏气,倾听患者主诉,随时调节头带、头罩的松紧度,以减少鼻/面罩的漏气。观察患者的生命体征及呼吸系统症状,观察患者呼吸困难的程度、呼吸频率、胸腹活动度、辅助呼吸肌活动、呼吸音、人机协调性等。定时监测血气分析结果、血氧饱和度、潮气量、吸气时间、漏气量等。密切关注患者排痰能力,依据病情及痰量,适时去除面罩,进行痰液引流,鼓励咳痰。

4）体位护理:治疗时患者可取半卧位、平卧位,注意保持头、颈、肩在同一平面上,且头略向后仰,以保持呼吸道通畅。

5）营养支持:提供高热量、高蛋白、丰富维生素易消化食物,进餐定时定量,避免饱餐,必要时留置胃管鼻饲,防止误吸。

6）湿化器、雾化器液体应使用灭菌水,每 24h 倾倒更换。呼吸机外部管道及配件应一人一用一消毒或灭菌,长期使用机械通气的患者,一般推荐每周更换一次呼吸机管道,但在有肉眼可见到污渍或有故障时应及时更换。

7）预防并发症。①局部皮肤压力性损伤:选择合适的面罩、头带或头罩,做好局部保护。②胃肠道胀气:做好健康宣教,病情允许时,可协助患者取半坐卧位。③预防误吸:避免饱餐后使用无创通气治疗,经胃管给予鼻饲营养的患者应暂停肠内营养,遵医嘱使用促进胃肠动力的药物。

（3）有创机械通气患者的护理

1）正确安装呼吸机管路。检测呼吸机运转情况,配合医生调节呼吸机通气模式及参数。

2）连接呼吸机管路与患者人工气道,妥善固定呼吸机管路,保证管路安全。气管切开患者可在呼吸机管路前端加延长管。

3）开启湿化装置,做好气道湿化,并根据患者痰液性状调节湿化模式。

4）保持呼吸机管路位置低于人工气道,且回路端的集水罐处于最低位置,利于冷凝水引流,并及时倾倒集水罐,预防呼吸机相关性肺炎。

5）及时准确记录呼吸机参数,密切观察患者生命体征变化,特别是呼吸频率和血氧饱和度的变化。观察患者有无人机对抗等情况,如有异常及时通知医生。

6）若呼吸机突然发生故障,应立即将患者的人工气道与呼吸机脱离,用床旁备好的简易呼吸器连接氧源,为患者进行人工呼吸,并立刻通知医生更换备用呼吸机。

7）推荐使用一次性呼吸机回路,不建议常规更换,如有污染及时更换。

（4）行人工气道患者的护理

1）妥善固定。①经口气管插管的固定方法:"工"形胶布的 AB（长约 15cm,宽约 2cm）固定在患者颜面部,CD（长 8~10cm,宽约 1cm）将牙垫与气管插管固定在一起,气管插管上下各粘贴一条"工"形胶布。"工"形胶布示意图见图 5-4。②气管切开导管的固定方法:固定带应打死结,防止松脱,与颈部的间隙以 1~2 横指为宜,并在颈后及两边粘贴敷料,保护颈部皮肤。每班检查固定带松紧度。③保持患者面部清洁干燥,以保证固定胶布的黏性。如胶布松动,应及时更换,防止意外脱管。④对于烦躁或意识不清的患者,应做好镇静、镇痛,评估并预防谵妄,应用保护性约束,以防患者意外拔管。

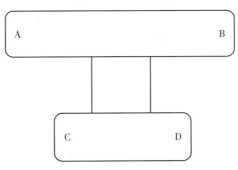

图 5-4　"工"形胶布示意图

注意事项:AB 与颜面部贴合时应自然粘贴,勿将其拉长。CD 与牙垫一起粘贴时应至少有一边将气管插管单独粘贴一圈,防止因口水过多而使气管插管松动。牙垫放置时应置于舌体上方,防止舌体堵塞牙垫,造成舌部损伤。儿童患者应选择儿童型牙垫。如患者烦躁,或因患者无牙而使牙垫固定不牢,可使用寸带适当加固,但注意寸带下方的皮肤应使用纱布或者泡沫敷料保护。

2)监测气囊压力:每 4h 检查气囊压力并记录,正常范围是 25~30cm H_2O(成人)。

3)预防呼吸机相关性肺炎:严格执行手卫生;及时清理患者口鼻腔分泌物,加强口腔护理;气管切开伤口处如有渗出,及时更换敷料;卧床患者建议置入胃管,减少胃潴留。床头抬高大于 30°,防止因胃食管反流引起误吸。

4)经人工气道吸痰:保持气道通畅,及时评估,按需吸痰;吸痰前做好用物准备,给予患者吸纯氧 2min,将吸引器压力调节至 150~200mmHg;严格执行手卫生,吸痰过程中严格无菌操作;连接密闭吸痰器,单手固定气管插管及呼吸机管路连接处,防止管路脱开;关闭负压,开放密闭吸痰器阀门,将吸痰管插至人工气道远端,打开负压,拇指和食指旋转上提吸痰管,不得超过 15s;吸痰完毕后再次给予患者吸纯氧 2min,关闭密闭吸痰器阀门,冲洗负压吸引管路;按需吸引口鼻腔分泌物;吸痰过程中应密切注意患者生命体征;妥善处理用物,并详细记录痰液量和性状。

(5)成人机械通气患者的俯卧位护理

1)评估:①应评估患者的生命体征、血氧饱和度等。②应评估机械通气模式、潮气量、气道压力、报警限设置等参数。③应使用风险评估量表评估压力性损伤的风险,高风险部位应使用减压工具或器械进行保护。④应评估患者的管路种类及固定情况,宜夹闭尿管、胃管等非紧急管路。⑤应使用 Richmond 躁动 - 镇静评分(Richmond Agitation-Sedation Scale,

RASS)或镇静 - 躁动评分(Sedation-agitation scale,SAS)表评估患者的镇静状态,维持 RASS 评分 -4~-3 分或 SAS 评分 2 分。⑥应使用重症监护患者疼痛观察工具(CPOT)或行为疼痛评分量表(Behavior Pain Scale,BPS)评估患者的镇痛状态,维持 CPOT 评分 0 分或 BPS 评分 3 分。⑦应保持气道通畅,双重固定气管插管,维持气囊压力 25~30cmH$_2$O。⑧应充分清理口鼻腔、气道分泌物,呼吸机纯氧通气 2min。

2)实施要点:①应遵医嘱对机械通气患者实施俯卧位技术。②提前备好急救设备和急救药品。③应由至少 5 名操作者执行,应有医生在场,人员分工及职责见图 5-5,仰卧位到俯卧位的翻身操作流程见图 5-6。若患者正在接受连续性肾脏替代治疗(CRRT)、体外膜肺氧合(ECMO)等治疗,宜增加操作者 1~2 名。④宜选择最重要管路的对侧作为翻身方向。⑤应去除患者前胸位置的电极片,宜保留有创血压和血氧饱和度监测。翻身过程中,应实时监测血氧饱和度、心率及血压。⑥翻身过程中,应由 1 号位操作者发号施令,指挥整个翻身过程。⑦将患者置于平卧位,左右双侧同时夹心式卷曲翻身单并固定患者。⑧将患者向翻身方向对侧平移至床沿;由平卧位调整为 90° 侧卧位;由 90° 侧卧位调整为俯卧位。⑨在背部对应位置贴电极片进行持续心电监护。⑩应确定人工气道固定通畅,并保持有效通气。应开放所夹闭的管道,保持全身管道的通畅及固定。⑪患者头偏向一侧,面部同侧上肢应平于或稍低于肩的高度,肘部自然弯曲,掌心朝向床面,保持肩关节外展且前举不超过 90°,后枕部同侧上肢平行置于身体侧方。双小腿下垫软枕,膝关节使用减压工具保护,足趾避免受压。俯卧位机械通气期间体位摆放示意图见图 5-7。⑫护理有呼吸道传播新发突发传染性疾病的患者时,隔离要求和操作者的自我防护应符合届时相关规定。

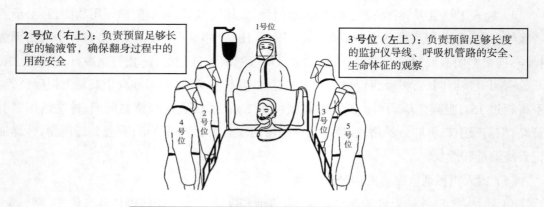

图 5-5 人员分工及职责图

安全性评估：完成翻身前评估及安全核查

患者准备：确定俯卧位翻身方向；整理各连接导管，妥善固定各导管；夹闭非紧急管路
操作团队准备：按照图5-5明确人员分工及职责

于头下、左右肩部、盆腔、膝关节等骨突处采取减压措施，会阴部覆盖护理垫后盖翻身单，吸水面朝向患者皮肤

左右两侧夹心式卷曲翻身单并固定患者，头部操作者固定患者呼吸机管路

再次确认翻身方向，头部操作者发出指令，共同托起平移患者至床的一侧

确认患者及管路安全后，听头部操作者指令将患者翻转为90°侧卧位

头部操作者轻托患者脸部，臀部操作者上下手换位，更换后协助固定患者体位，肩部操作者更换手位，换手后将患者调整为俯卧位，头部操作者将患者脸部向左或向右轻放于薄纱布垫或棉垫上

整理患者管路，确保患者肢体摆放功能位；确认易受压处均已采取减压措施

图 5-6 仰卧位到俯卧位的翻身操作流程图

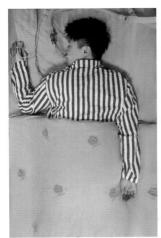 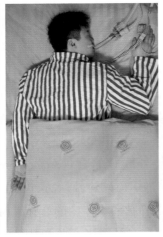 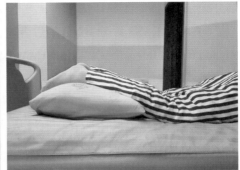

图 5-7 俯卧位机械通气期间体位摆放示意图

3）俯卧位期间护理：①应保持头偏向一侧，充分暴露人工气道，密切观察人工气道通畅情况。②应持续监测患者心率、呼吸、血压、血氧饱和度，每 1h 观察并记录患者意识、瞳孔、呼吸机参数。③应使用 RASS 或 SAS 评分量表监测患者的镇静深度，维持 RASS 评分为 –4~–3 分或 SAS 评分为 2 分。④应使用 CPOT 或 BPS 评分量表监测患者的镇痛深度，维持 COPT 评分为 0 分或 BPS 评分为 3 分。⑤宜调整患者体位为头高脚低斜坡卧位，床头抬高 10°~30°。⑥应避免眼球受压，眼睑应保持闭合。

4）并发症预防。①非计划性拔管：翻身前，应检查管路固定情况；管路应预留足够的长度，必要时使用延长管；翻身过程中，操作者动作应保持同步，避免不必要的管路牵扯；翻身结束后，应立即检查所有管路是否固定且通畅；俯卧位机械通气期间，宜每 2h 检查管路固定情况。②反流与误吸：宜使用幽门后喂养；使用肠内营养的患者，翻转至俯卧位前，应暂停肠内营养，并监测胃残余量；俯卧位机械通气期间，应避免腹部受压，每次调整体位后均需检查腹部受压情况。③压力性损伤：应每 2h 观察压力性损伤高风险部位皮肤的受压情况，检查受压部位保护措施是否有效；应每 2h 进行左右侧卧位翻身，角度为 15°~30°，躯干朝向应与头部朝向保持一致；应悬空鼻尖、腹部、女性胸部、男性生殖器等易受压部位。④血流动力学紊乱：应持续心电、血氧饱和度和动脉血压监测；应及时调整血管活性药物剂量；应避免在血流动力学不稳定时进行俯卧位翻身；俯卧位通气期间，患者出现恶性心律失常、严重血流动力学不稳定、心搏骤停及气管导管异位等情况时，应立即终止俯卧位通气。

（6）镇静镇痛患者的护理

1）疼痛评估内容包括疼痛的部位、特点、加重及减轻因素和强度。对能自主表达的患者可应用数字评分表进行评价，对无法交流的患者使用行为疼痛量表进行评价。

2）应用镇静药后，密切监测镇痛效果和循环呼吸情况，根据镇痛的效果遵医嘱及时调整药物剂量，以免镇痛不足或过量，定时进行疼痛评分并记录。

3）按时评估并记录 RASS 评分，对镇静程度进行严密监测，如有异常及时通知医生调整镇静药物种类及剂量。

4）对于深度镇静（RASS 评分 <–3 分）的患者，应实施每日镇静中断，护士进行镇静评估并记录，加强监测和评估。

5）对于 RASS 评分≥2 分的患者应使用 ICU 患者意识模糊评估法（Confusion Assessment Method for the Intensive Care Unit，CAM-ICU）进行谵妄评估，从而达到谵妄早期预警、早期防治的效果。

（7）体外膜肺氧合患者的护理：体外膜肺氧合（extracorporeal membrane oxygenation，ECMO）是指通过静脉内插管将血液从体内引流到体外，经膜式氧合器（膜肺）氧合并排出二氧化碳后，再用驱动泵将血液经动脉或者静脉灌入体内的心肺支持技术。ECMO 治疗期间，全身氧供和血流动力学处在相对稳定的状态，让患者心脏和肺得到充分的休息，为心肺功能的恢复赢得时间。

1）患者行 ECMO 治疗期间，应给予充分镇静镇痛，妥善固定管路，防止脱出。

2）保持 ECMO 管路通畅，注意观察离心泵的转速与流量，流量应保持恒定。观察膜式氧合器出气口有无渗漏，静脉管路有无抖动，如有异常及时通知医生。

3）保证膜式氧合器持续不间断氧供。

4）观察患者 ECMO 管路穿刺部位有无活动性出血、渗血、肿胀等情况，及时更换敷料，保持局部无菌环境。如有异常，及时通知医生进行处理。

5）密切监测各项指标，包括静脉血氧饱和度、平均动脉压、动脉血氧分压（PaO_2）、动脉二氧化碳分压（$PaCO_2$）、动脉血气分析和活化部分凝血活酶时间及血细胞比容等。如有肺动脉导管（Swan-Ganz）置入时，监测心排血量和肺动脉压。监测患者各项灌注指标，记录尿量，预防并发症。

6）监测患者体温，做好保暖。

7）出血的预防及护理：监测血小板计数、活化部分凝血活酶时间等凝血指标，必要时遵医嘱输注相应血制品。

8）遵医嘱给予抗凝治疗，各项护理操作应动作轻柔，避免损伤引起出血。

9）溶血的预防及护理：监测血浆游离血红蛋白浓度及患者尿量、尿色，如有异常，及时通知医生。

10）营养支持：保证患者充足的营养摄入。

（8）主动脉内球囊反搏患者的护理

1）制动：患者置管侧肢体髋部制动，可适当加大置管侧肢体膝以下的自主活动范围，预防深静脉血栓的形成。半卧位小于 30°，尽量避免屈髋卧位。记录导管外端的长度，搬动患者后要及时检查外管的长度。

2）抗凝：抗凝药首选肝素。术后心包、纵隔引流管未拔，渗血多，可不用任何抗凝药；渗血少者，肝素 0.5~1mg/kg，每 4~6h 静脉注射 1 次。监测活化凝血时间（activated coagulation time，ACT），使 ACT 值保持在 150~180s。

3）密切监测生命体征：重点观察患者的心率、心律、血压及波形等。

4）观察穿刺部位：有无渗血、皮下血肿及穿刺肢体表面皮肤颜色及温度，观察足背动脉的搏动情况，定期测量双侧肢体周径，如有异常及时报告医生。

5）保持管路通畅：避免打折、堵塞、脱出并妥善固定等。

6）换能器应保持与心脏同一水平。

7）严格无菌操作：每日消毒换药，并用无菌纱布覆盖。

8）拔管护理：拔管时应让少量血液从穿刺处喷出，以冲出可能存在的血栓，然后压迫穿刺部位 30min，加压包扎，用沙袋压迫 4~6h，使患者平卧 12~24h 观察局部有无出血渗血情况，观察下肢血运情况。

（9）血液净化治疗患者的护理

1）严密观察生命体征：使用心电监护仪持续监测患者的体温、血压、心率、呼吸、血氧饱和度，密切观察患者意识变化。

2）液体的管理：正确设置血流量、每小时脱水量、置换液速率等，每小时统计出入总量，根据病情及血流动力学监测指标及时调节各流速，达到良好的治疗效果。

3）血电解质和血气的监测：严密监测患者的血生化、血气分析等指标。开始 1h 内必须检测一次，如果无明显异常，可适当延长检测时间。

4）出血的预防和监测：体外循环中抗凝剂的应用可增加出血危险。因此，密切观察患者各种引流液、大便颜色、伤口渗血、术后肢体血运、皮肤温度、颜色等情况及严密地监测凝血指标，及早发现出血并发症，调整抗凝剂的用量或改用其他抗凝方法，避免引起严重的出血。

5）预防感染：严格无菌操作是预防感染的重要措施。应加强留置导管的护理，掌握导管留置时间、及时更换导管出口处敷料、必要时使用抗菌药物封管。

6）血管通路的护理：在血液净化治疗期间，妥善固定血管通路，防止脱管。治疗结束后严格消毒，选择合适的抗凝剂封管，用无菌敷料覆盖，防止扭曲、污染、漏血。

7）其他：疼痛、焦虑、隔离和各种机器的噪声是危重患者面临的心理应激源，护士应特别加强患者的心理护理、压力性损伤的预防及护理。

（10）中心静脉压监测与护理

1）监测时的护理：①将换能器与中心静脉导管的主孔正确连接，此时监护仪上显示患者的中心静脉压波形。②将换能器固定于腋中线第四肋间的位置（此位置为换能器零点的位置），调节三通使换能器与大气相通进行校零，点击监护仪上"校零"键，待压力监测波形为直线且数值为"0"时，关闭三通使换能器与中心静脉置管相通，进行中心静脉压监测。③根据患者的中心静脉压调整合适的标尺。④根据患者的个体情况、监测参数的正常范围，正确设定报警限。⑤运用过程中注意监测中心静脉压及波形的变化；⑥固定：予透明贴膜、纱布固定（纱布易致导管脱出），贴膜常规 7d 更换一次，纱布 48h 更换一次，如有渗出、潮湿、贴膜卷边需及时更换。⑦保持通畅：保持加压袋内 300mmHg 的压力，肝素封管液每日更换或用毕及时更换。⑧观察穿刺部位的皮肤是否红、肿、渗血、渗出等情况。

2）监测后的护理：拔管处常规加压至不出血后予无菌纱布覆盖穿刺点。

9. 出院指导　患者出院前，对患者进行出院指导，告知其回家后消毒隔离方法、复诊时间及联系方式以及注意事项。

10. 尸体料理　是指清洁尸体，无渗液，姿势良好，尊重死者。给予家属安慰。新发突发传染病患者尸体料理具体流程见图 5-8。

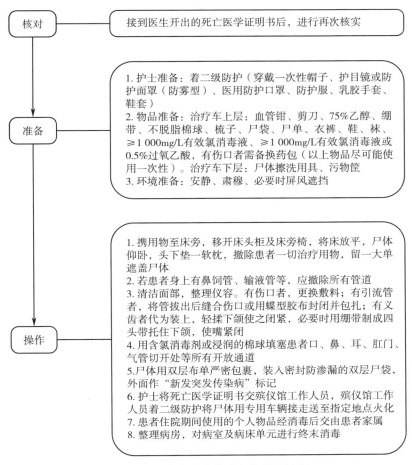

图 5-8　新发突发传染病尸体料理流程

11. 设施设备进出隔离病房流程　隔离病区所需设施设备,须由护士长或授权人员请领,由设备科每周固定时间将隔离病区申领的物品统一送至隔离病区清洁物品交接点,经安保人员检查登记后通知病区,病区安排运送人员将物品转运至病区,护士做好接收登记。隔离病区设施设备原则上禁止运出隔离病区,诊疗用品尽量使用一次性物品,床旁 DR 机、便携式 B 超机、心电图机等仪器设备实行专区专用。隔离病区仪器设备如因原材料等原因必须运出隔离病区送至厂家检修者,须报备设备科、院感科,消毒合格后方可运出隔离病区。

第七节　康复病区工作内容及流程

由于新发突发传染病的突发性、不确定性、危害大等特点,患者治愈后在心肺功能、心理状态、躯体功能、社会适应能力等方面可能存在一定障碍。因此,改善心肺功能,调节心理状态,减少功能障碍,最大程度恢复日常生活活动能力,提高社会适应能力及生存质量是促进新发突发传染病患者全面康复的重要任务。本节主要就新发突发传染病患者常用的康复指导进行介绍。

一、康复病区建设

详见隔离病区建设。

二、康复病区工作内容及流程

(一)评估

新发突发传染病患者的康复评估除了对患者进行一般情况评估,还须根据其具体情况,对患者进行心肺功能、心理状态、躯体功能、社会适应能力、生存质量等评估,具体评估方法如下:

1. 一般情况　包括患者的年龄、生命体征、患病及诊疗经过、基础疾病、皮肤黏膜、睡眠、营养、实验室检查、日常活动能力等。

(1)年龄:不同年龄的患者,其生理状况不同,应根据其年龄制订相应的康复计划。

(2)生命体征:评估患者有无发热、发热持续时间、发热的程度和热型、发热伴随症状等;有无呼吸频率、呼吸节律及呼吸方式的改变;有无脉搏和血压的改变。

(3)患病及诊疗经过:应了解患者患病起始时间、有无明显起因、主要症状及其特点,有无诱发因素、伴随症状及并发症,既往检查、治疗、用药经过及效果,目前主要不适等。

(4)基础疾病:评估患者有无心血管疾病、内分泌代谢疾病、风湿性疾病、肿瘤性疾病、精神疾病等。

(5)皮肤黏膜:评估患者皮肤黏膜有无出血、皮疹,注意皮疹的形态、性质、分布,是否伴有瘙痒感;皮肤黏膜有无黄疸及其程度。全身浅表淋巴结有无肿大、压痛。有无特征性的症状、体征,如玫瑰疹见于伤寒。

(6)睡眠:采用匹兹堡睡眠质量指数量表(Pittsburgh Sleep Quality Index,PSQI)评估新发突发传染病患者睡眠质量。该量表由 19 项自评条目和 5 个他评条目构成,其中第 19 项条目和 5 个他评条目不参与评分,参加评分的 18 个自评条目组成 7 个因子分,即睡眠质量、睡眠时间、入睡时间、睡眠障碍、睡眠效率、催眠药物应用及日间功能障碍。每个因子从无到严重分为 0~3 分计分,总分为 0~21 分。PSQI>7 分为睡眠障碍,得分越高表明睡眠质量越差,其中 7~11 分为轻度睡眠障碍,12~16 分为中度睡眠障碍,17~21 分为重度睡眠障碍。

(7)营养:新发突发传染病患者营养状况通常采用营养风险筛查 2002(Nutritional Risk Screening 2002,NRS 2002)进行,也可采用体重指数(body mass index,BMI)、上臂肌围(mid-arm muscle circumference,AMC)和三头肌皮褶厚度(triceps skinfold thickness,TSF)进行评估。

1)NRS 2002:是欧洲肠外肠内营养学会 2002 年推出的营养评价工具,是被欧洲推荐并经可行性研究证实也适用于中国住院患者的营养筛查工具。量表包括营养状态受损评分、疾病严重程度评分和年龄评分三部分,前 2 部分包括了 1~3 分 3 个评分等级,根据评分标准取最高分;第 3 部分判定 70 岁以下营养风险程度评分为 0 分,70 岁以上判定营养风险程度评分为 1 分。此量表的最高分是 7 分,将总评分≥3 分的住院患者划定为存在营养风险,要求制订营养支持计划;对评分 <3 分者,划定为暂时不存在营养风险,暂不需进行临床营养支持,但需定时再次进行营养筛查。

2）BMI:BMI= 体重 / 身高 ^{2}（kg/m^2）。2002 年,中国肥胖问题工作组将 18.5kg/m^2≤BMI≤23.9kg/m^2 定为体重正常,将 BMI≥24.0kg/m^2 定为超重,BMI<18.5kg/m^2 定为体重过低。

3）AMC:其值可通过测量上臂围（arm circumference,AC）和 TSF 利用公式求得。AC 测量方法:在肩峰与尺骨鹰嘴连线中点用软尺绕臂一周,单位为 cm。AMC（cm）=AC–3.14×TSF（cm）。女性 23.2cm,男性 25.3cm。大于标准值的 90% 为正常。

4）TSF 测量:患者上臂自然下垂,测量者位于被测者背后,用左手拇指和食指将患者左臂背侧中点（自肩峰至尺骨鹰嘴连线中点上方约 2cm 处）皮肤连同皮下组织捏起呈皱褶（捏起处的两侧皮肤对称）,然后在该皮褶提起点的下方 1cm 处三头肌皮褶厚度测量计钳夹被捏起的皮肤及皮下脂肪,连续测量 3 次后取其平均值,该值表示人体脂肪组织量,单位为 mm。我国成人参考值为:男性 12.5mm,女性 16.5mm,大于标准值的 90% 方视为正常。

（8）实验室检查:新发突发传染病患者的实验室检查包括常规检查、病原学检测、免疫学检测以及其他检测。

（9）日常活动能力:评定人员可直接观察新发突发传染病患者完成动作的情况以评定其能力。有些不便完成或不易完成的动作,可通过询问患者本人或照顾者的方式取得结果,如大小便控制、洗澡等。常用的评定工具有巴塞尔指数（Barthel index,BI）、改良巴塞尔指数及功能活动问卷（Functional Activities Questionnaire,FAQ）等。

1）BI:由美国 Mahoney 和 Barthel 于 1965 年设计并应用于临床。巴塞尔指数评定简单、可信度高,是目前临床应用最广、研究最多的一种日常活动能力的评定方法,它不仅可以用来评定治疗前后的功能状况,而且可以预测治疗效果、住院时间及预后。巴塞尔指数总分100 分。>60 分者生活基本自理;41~60 分者为中度功能障碍,生活需要帮助;21~40 分者为重度功能障碍,生活需要很大帮助;≤20 分者生活完全依赖。

2）FAQ:1982 年提出,1984 年进行了修订。主要用于研究社区老年人的独立性和轻症阿尔茨海默症。FAQ 评定分值越高表示障碍程度越重,正常标准为 <5 分,≥5 分为异常。FAQ 项目较全面,能较好地反映患者在家庭和社会中的独立程度。

2. 心肺功能　呼吸道传播新发突发传染病易影响患者呼吸和心肺功能,主要表现为咳嗽、咳痰、呼吸困难、活动后气短,可伴有呼吸肌无力及肺功能受损等,因此应根据实际情况选择具体的评估工具进行评估。

（1）心功能:心功能评价的主要目的是了解心脏功能的受损程度,评估病情的严重程度、预后价值以及活动能力,正确和客观地评估心功能状况有助于临床治疗以及判断预后,并指导患者的日常活动和康复治疗。最常用的心功能分级是美国纽约心脏病学会(New York Heart Association,NYHA)分级,主要是根据患者自觉的活动能力划分为四级,见表5-3。

表 5-3　美国纽约心脏病学会心功能分级标准

心功能分级	临床情况
I	患者活动量不受限制,平时一般体力活动不引起疲乏、心悸、呼吸困难或心绞痛
II	患者体力活动轻度受限,休息时无自觉症状,但平时一般活动即可出现疲劳、心悸、呼吸困难或心绞痛
III	患者体力活动明显受限,小于平时一般活动即引起疲劳、心悸、呼吸困难或心绞痛
IV	患者不能从事任何体力活动。休息状态下也出现心力衰竭的症状,体力活动后加重

(2)肺功能:肺功能评价的主要目的是了解呼吸功能障碍的类型和严重程度,评估有无呼吸频率、深度、节律的改变,动态观察患者的呼吸功能状况,指导患者进行呼吸功能训练。ATS/ERS肺通气功能下降分级标准见表5-4。

表 5-4　ATS/ERS 肺通气功能下降分级标准

分级标准	$FEV_1\%pred$
轻度	$70\% \leqslant FEV_1\%pred$
中度	$60\% \leqslant FEV_1\%pred \leqslant 69\%$
中重度	$50\% \leqslant FEV_1\%pred \leqslant 59\%$
重度	$35\% \leqslant FEV_1\%pred \leqslant 49\%$
极重度	$FEV_1\%pred < 35\%$

肺功能的评估还可采用呼吸困难程度以及静态肺功能评估、动脉血气或无创脉氧饱和度评价。

1)呼吸困难程度:主观评估通常采用改良版英国医学研究会(Modified Medical Research Council,mMRC)呼吸困难分级标准,见表5-5。

2)静态肺功能评估:即肺通气功能和弥散功能。

3)动脉血气或无创脉氧饱和度评价:即动脉氧分压和氧饱和度等评价患者的缺氧程度。

表 5-5　mMRC 呼吸困难分级标准

分级	临床表现
0 级	剧烈运动时出现呼吸困难
1 级	平地快步行走或爬缓坡时出现呼吸困难
2 级	由于呼吸困难,平地行走时比同龄人慢或者需要停下来休息
3 级	在平地上步行 100m 左右或数分钟后需要停下来喘气
4 级	因严重呼吸困难而不能离开家,或在穿脱衣服即出现呼吸困难

（3）心肺运动功能:心肺运动能力评估最常见的是心肺运动试验(cardiopulmonary exercise test,CPET),是综合应用呼吸气体监测技术、计算机技术和活动平板或踏车技术,实时检测不同负荷条件下机体氧耗量和二氧化碳排出量等气体代谢指标、通气参数、心电图及心排血量的动态变化,以客观、定量地评价心肺功能的一种无创技术,可发现运动状态下外呼吸与内呼吸的异常,是检测心肺储备功能的"金标准"。当评估条件受限时,还可采用 6 分钟步行试验,具体见表 5-6。

表 5-6　6 分钟步行试验

项目	相关内容
影响因素	包括身高、年龄、体重、性别、认知情况、呼吸疾病、心血管疾病、肌肉骨骼疾病、服药情况、是否吸氧
实施步骤	测试前:做好测试环境、设备和患者准备。核实患者是否具有试验禁忌证,确认患者穿着适宜的衣服和鞋。测量心率、血压、脉搏、血氧饱和度,并记录 测试中:用规范指导语按步骤指导患者测试;操作者始终站在起点线附近,不要跟随患者一同行走;当患者开始出发时,即开始计时;用自觉疲劳程度量表对呼吸困难患者进行评分。如果患者未能走够 6min 就止步不前,并且拒绝继续测试(或操作者认为不宜继续进行测试),将轮椅推至患者身边让其就座,终止步行试验,并将其步行的距离、中止时间及未能完成试验的原因需记录 测试结束后:记录患者的 Borg 呼吸困难评分、自觉疲劳程度量表、生命体征及计算患者行走的总路程,数值四舍五入,以米为单位,并将计算结果记录
分级	重度:6min 内步行距离 <150m,为重度心力衰竭 中度:6min 内步行距离 150~450m,为中度心力衰竭 轻度:6min 内步行距离 >450m,为轻度心力衰竭

3. 心理评估　新发突发传染病患者由于疾病的不确定性、隔离区域相对封闭、因意外感染而经历的社会污名等,易出现焦虑、抑郁、孤独、恐惧等负性情绪,严重影响患者心理和生理健康。因此,护理人员应及时进行评估,及早发现并进行干预。具体评估量表如下:

（1）焦虑：焦虑自评量表（Self-Rating Anxiety Scale，SAS）由 Zung 于 1971 年编制用于评定焦虑患者主观感受。该量表共由 20 个条目组成，其中第 5、9、13、17、19 为正性反向计分条目，其他 15 个为负性正向计分条目；以 Likert 四点量表方式分为 4 级；没有或者很少时间、少部分时间、相当多时间、绝大部分或者全部时间，正向评分题，依次评为 1、2、3、4 分。反向评分题（第 5、9、13、17、19 题），则评分 4、3、2、1 分。SAS 的主要统计指标为总分。将 20 个项目的各个得分相加，即得粗分；用粗分乘以 1.25 以后取整数部分，就得到标准分。按照中国常模结果，SAS 标准分的分界值为 50 分，其中 50~59 分为轻度焦虑，60~69 分为中度焦虑，70 分以上为重度焦虑。

（2）抑郁：抑郁自评量表（Self-Rating Depression Scale，SDS）是由 Zung 于 1965 年编制用于评定个体主观抑郁情绪的自评量表。该量表共 20 个条目组成，其中 2、5、6、11、12、14、16、17、18、20 为正性反向计分条目，其他 10 个为负性正向计分条目，以 Likert 四点量表方式分为 4 级：没有或者很少时间、少部分时间、相当多时间、绝大部分或者全部时间，SDS 的统计指标有粗分、标准分和严重度指数，粗分为各项目得分之和；标准分 = 粗分 × 1.25；抑郁严重度指数 = 各条目累积分 /80。划界分也有三种：粗分划界分为 41 分，标准分划界分为 53 分，严重度指数范围为 0.25~1.0，指数在 0.5 以下为无抑郁；0.50~0.59 为轻微至轻度抑郁；0.60~0.69 为中至重度抑郁；0.70 及以上为极重度抑郁。

4. 躯体功能评估　呼吸道传播新发突发传染病患者躯体功能障碍一般表现为全身乏力、易疲劳、肌肉酸痛，部分可伴有肌肉萎缩、肌力下降等。重型患者由于长期卧床、制动引起继发性躯体功能障碍。因此，应及时进行评估，早期发现并干预，促进呼吸道传播新发突发传染病患者早期康复。一般采用自觉疲劳程度量表、徒手肌力检查、徒手平衡功能评定等进行评估。

（1）自觉疲劳程度量表：自觉疲劳程度量表（Rating of Perceived Exertion，RPE）是由瑞典心理学家 Gunnar Borg 制订的。该量表为 6~20 分，分为 7 个等级，通常 >13 分为有明显呼吸和疲劳症状，≥17 分则需要终止运动，具体内容见表 5-7。

表 5-7　自觉疲劳程度量表

分数	疲劳程度
6 分	安静
7~8 分	非常轻松
9~10 分	很轻松
11~12 分	轻松
13~14 分	稍费力（稍累）
15~16 分	费力（累）

续表

分数	疲劳程度
17~18 分	很费力（很累）
19~20 分	非常费力（非常累）

（2）徒手肌力检查：徒手肌力检查（manual muscle testing，MMT）是指一种不借助任何器材，检查者用手施加阻力或助力，要求受试者在一定体位下完成标准的测试动作，通过触摸肌腹、肌腱，观察肌肉在减重状态或克服自身重力或对抗阻力完成动作（原动肌和协同肌共同完成的运动）的能力，从而对患者肌肉主动收缩能力进行评定。这种方法简便、易行，在临床中得到广泛的应用，评定方法和标准见表 5-8。

表 5-8　徒手肌力检查方法和标准

级别	方法	评级标准	正常肌力 /%
0	借助对肌肉的肉眼观察及肌腹的触诊判定	没有肌肉收缩	0
1		肌肉有收缩,但无关节运动	10
2	采用肢体在去除重力影响下的水平面运动判定	在减重力状态下,关节能全范围运动	25
3	采用肢体在抗重力下完成全关节活动范围的主动收缩判定。3 级肌力代表的是一个界限,表明肌肉（肌群）可完成肢体抗重力运动时所需要的最小运动量	关节在抗重力状态下全范围运动	50
4	采用肢体在抗阻力下完成全关节活动范围的主动收缩来判定	关节在抗部分阻力全范围运动	75
5		关节在抗充分阻力全范围运动	100

（3）Berg 平衡量表：1989 年 Berg 等制订了该量表，主要用于评价患者平衡能力和协调能力。量表共包括站起、坐下、独立站立、闭眼站立、上臂前伸、转身一周、双足交替踏台阶、单腿站立等 14 个项目，每个项目最低得分为 0 分，最高得分为 4 分，总分 56 分，测试一般可在 20 分钟内完成。量表按得分分为 0~20、21~40、41~56 三组，其代表的平衡能力则分别相应于坐轮椅、辅助步行和独立行走三种活动状态。如果总分少于 40 分，预示有跌倒的危险性。

5. 社会适应能力　社会适应能力是指个体在与社会环境交互作用的过程中，通过顺应环境、调控自我或改变环境，最终达到与社会环境保持和谐平衡的动态关系过程，是个体在社会生活中的心理、社会协调状态的综合反映。新发突发传染病不仅危害人们身体健康，还造成了严重的心理应激。对患者而言,隔离、封闭等措施在一定程度上加重了其心理缺失感、失控感、无助感,并影响其社会适应水平。因此,了解患者的社会适应能力,对患者能更好回归社会,有着重要作用。社会适应能力评估一般使用社会适应能力诊断量表(social adaptation inventory,SAI)进行评估。采用郑日昌教授编制的《社会适应能力诊断量表》,该量表一共 20 道题目,共包含处理同伴关系技能、自我管理技能、学习技能、服从技能以及表达意愿技能 5 个部分。凡是单数号题(1、3、5、7……)"是"为 –2 分,"无法肯定"为 0 分,"不是"为 2 分,凡是双数号题(2、4、6、8……)"是"为 2 分,"无法肯定"为 0 分,"不是"为 –2 分,将各题的得分相加,即得总分,总分范围 0~40 分。35~40 分表示社会适应能力很强,29~34 分表示社会适应能力良好,17~28 分表示社会适应能力一般,6~16 分表示社会适应能力较差,5 分以下表示社会适应能力很差。

6. 生存质量 随着生物 - 心理 - 社会医学模式的发展,新发突发传染病患者的治疗目标不仅是治疗疾病,更重要的是保持和提高生活质量。常用评估量表包括世界卫生组织生存质量评定量表、健康调查量表 36。

(1)世界卫生组织生存质量评定量表:世界卫生组织生存质量评定量表(the World Health Organization Quality of Life Rating Scale,WHOQOL-100)是由 WHO 于 1993 年组织 15 个合作中心共同编制成的一套用于测量个体与健康相关的普适性生存质量量表,共 24 个维度 100 个条目。量表得分越高,生存质量越好。

(2)健康调查量表 36:健康调查量表 36(medical outcome study 36-item short-form health survey scale,SF-36)由美国医疗结局研究组开发的一个普适性量表,内容包括总体健康知觉、生理功能、躯体疼痛、角色功能、社会功能、活力、认知功能和心理健康 8 个维度,对生理和心理健康进行综合测量。我国学者已研制了多个版本的 SF-36 汉化量表,并广泛应用于不同人群。

(二)康复指导

1. 心肺功能康复指导 呼吸道传播新发突发传染病主要引起呼吸系统的损伤,影响患者的心肺功能,因此早期开展呼吸系统的康复指导,对患者后期的恢复有着重要作用。心肺功能康复指导主要包括呼吸训练、有氧运动、氧疗等。

(1)呼吸训练:包括呼吸功能训练、呼吸模式训练、呼吸肌力量训练、呼吸康复操等。

1)呼吸功能训练:主要采用主动循环呼吸技术,是指一个循环周期由呼吸控制、胸廓扩张运动和用力呼气技术三个部分组成。呼吸控制阶段指导患者用放松的方法以正常的潮气量进行呼吸,鼓励肩部及上胸部保持放松,下胸部及腹部主动收缩,以膈肌呼吸模式完成呼吸,该阶段持续时间应与患者对放松的需求相适应。胸廓扩张阶段强调吸气,指导患者深吸气到吸气储备量,屏息 1~2s,然后被动而轻松地呼气。用力呼气阶段为穿插呼吸控制及呵气。呵气是一种快速但不用最大努力的呼气,过程中声门应保持开放。利用呵气技巧进行排痰,代替咳嗽降低呼吸肌做功。若患者为呼吸道传播新发突发传染病,注意在呵气过程中用医用外科口罩遮挡。

2）呼吸模式训练：①腹式呼吸训练一般采用坐位或立位，全身放松，用鼻吸气、口呼气，以吸鼓呼缩的方式，一手放于胸前，一手放于腹部，胸部尽量保持不动，呼气时轻按腹部，腹部回缩缓慢呼气，20~30min/次，3次/d。②缩唇呼吸训练采用闭口经鼻吸气，然后通过缩唇，像吹口哨样缓慢呼气，同时腹部收缩，吸气与呼气时间比例为1:3，锻炼次数、时间不限。

3）呼吸肌力量训练：采用呼吸训练器如三球呼吸训练器进行训练，该器械可进行吸气训练和呼气训练两个部分。吸气训练时将控制吸气阻力的阀门调到适当的挡位，含住咬嘴吸气，以深长均匀的吸气流速使浮子保持升起状态，并保持3~5s。呼气训练时将控制吹气阻力的阀门调到适当的挡位，做呼气训练，以深长均匀的呼气流速使浮子保持升起状态并尽量长时间地保持。每日4~6次，每次5~10min。三球呼吸训练器标有3个容量刻度，分别为600、900、1 200ml表示球达到顶部时每秒相应吸气或吹气的容量。使用者如能正常按正确方法将三球都升起到顶部，表示肺活量较好。

4）呼吸康复操：具体内容见表5-9。

表 5-9　呼吸康复操具体步骤及内容

步骤	具体内容
头颈运动	准备：双手叉腰，两眼平视，自然呼吸 吸气时仰头，呼气时低头，吸气时抬头，呼气时左转，吸气时回正，呼气时右转，吸气时回正，呼气一次，以上动作重复2次。最后呼气，双臂自然下落
肩部运动	吸气时双臂平展，呼气时双手搭肩，吸气时双肩外展，呼气时内收，以上动作重复4次。最后吸气时双手从腋下反穿；呼气时双臂自然下落
升臂运动	吸气时双臂上举，呼气时翻转下落。重复4次
屈肘下蹲	吸气时屈肘下蹲，呼气时伸臂。重复4次
侧体运动	准备：左脚开步，与肩同宽，吸气 呼气时侧弯，吸气时回正。重复4次
转体运动	呼气时转体搭肩，吸气时回正。重复4次
双手托举	呼气时双臂下落，吸气时上托，以上动作重复4次。最后呼气下落
抬腿运动	吸气时抬腿屈膝，呼气时下落勾脚；吸气时展臂；呼气时抬腿。以上动作重复4次，吸气时放松（左右腿交替）
垫脚运动	呼气时踮脚，吸气时扩胸，以上动作重复4次。然后呼气时回正；双手扶于丹田，自然呼吸

（2）有氧运动：方式有行走、慢跑、骑自行车、游泳、健身操，以及在器械上完成的行走、踏车、划船等，具体方式依据患者偏好、可行性、认知和基础疾病等情况进行选择。建议从低

强度开始,结合自觉疲劳程度量表评分 13~16 分,根据病情和患者耐受程度,前几周训练持续时间从每日 5~10min 开始,逐渐增加至每日 15~30min,最终达到每日 20~60min,频率每周 3~7d。

(3)抗阻运动:包括哑铃、弹力带、自由负重、外加负重块或空气阻力式的器材,以及拉力绳。抗阻练习应包含多关节或复合练习。抗阻练习时每一个肌群都应练习 2~4 组,合理的休息时间为 2~3min。建议每周进行 2~3d 抗阻训练,从每日 1~2 组开始,逐渐增加到每日 2~3 组,每组 8~12 次主要肌群的锻炼。循证医学研究表明,70%~80% 单次最大重复次数重量(one rep max,1RM)强度的抗阻训练比轻度(<50%1RM)和中等(<70%1RM)强度的训练效果更佳。

(4)柔韧性训练:柔韧性练习应针对机体主要的肌肉、肌腱单元,包括肩背、胸部、颈部、躯干、腰部、臀部、大腿前后和脚踝。患者进行拉伸练习时,感到肌肉轻微紧张后,应该保持这一姿势 10~30s,每个柔韧性练习都应重复 2~4 次,累计达到 60s。例如,患者可以拉伸 2 次,每次 30s;也可以拉伸 4 次,每次 15s。

(5)平衡性训练:平衡训练包括太极锻炼、弹力带力量训练、光滑地面上的平衡锻炼及姿势控制训练等。平衡运动训练的目的是改善身体动态稳定性,保持良好的活动能力,建议每周 1~7 次均可,每次 1~2 组不同的动态或静态平衡练习。平衡运动宜作为进行正式有氧运动前的辅助锻炼,依据患者的实际情况选择适合的方式,做好防护措施,避免造成意外损伤。

(6)氧疗:①静息状态下,动脉血氧分压≤55mmHg 或血氧饱和度≤88%,应给予氧疗;如合并充血性心力衰竭、肺动脉高压等基础疾病者,氧疗指征为动脉血氧分压≤60mmHg 或血氧饱和度≤90%。②如运动中出现低氧血症或血氧饱和度≤88%,应给予补充氧疗,以保证运动中血氧饱和度维持在 95%。

心肺康复注意事项:①运动时应坚持循序渐进的原则,且一定要在运动前进行充分的热身。②运动中应密切观察患者心率、血压、血氧饱和度等,必要时在氧疗的同时进行运动治疗。③患者若处于病毒性心肌炎活动期,应适当调整运动处方。④运动治疗的同时,不宜忽视患者基础病的药物治疗以及饮食、睡眠、心理指导等。

2. 心理康复指导　大多数新发突发传染病患者存在负性心理情绪,负性情绪不仅影响患者生理健康,也会使其生活质量下降。因此,对可能存在心理问题的新发突发传染病患者进行相关指导及干预,通过心理干预,缓解康复后的长期心理痛苦,对患者有重要意义,具体心理康复指导详见第七章。

3. 躯体功能康复指导　对于长期卧床以及存在乏力的新发突发传染病患者可给予针对性力量训练指导。初期可采用徒手训练的方式,循序渐进增加负荷。力量训练大致可分为上肢力量训练、腰腹核心力量训练和下肢力量训练三部分。主要以徒手训练为例进行介绍。

(1)上肢力量训练:患者可以选择站立位、坐位、半卧位和卧位进行训练。以站立位为例,将双上肢置于患者躯干两旁,躯干保持直立,目视前方,双手放松;上臂紧贴胸壁,呼气屈肘,吸气回位,一组 8~12 个,做 3~4 组,做完一侧做另一侧。

（2）腰腹核心训练:患者可选择在卧位下进行。首先屈膝至 90°,双腿靠拢,使小腿与地面平行,大腿与地面垂直,呼气时大腿向腹部贴近,吸气时大腿回到原位,一组 8~12 个,做 3~4 组。若无法完成者,也可通过他人帮助,将腿的位置放在起始位,辅助患者将大腿向腹部贴近让患者自己缓慢放下即可,一组 8~12 个,做 3~4 组。

（3）下肢力量训练:以站立位为例,事先准备一把凳子放于身后,使身体保持直立,双脚与肩同宽,脚尖正对前方,双手交叉搭在对侧肩上,吸气时臀部向后坐,轻碰凳面后,呼气发力伸膝站起,在此过程中膝盖不能超过脚尖,且膝盖与脚尖始终保持在一条直线上,一组 8~12 个,做 3~4 组。

在力量训练过程中应注意:①运动过程中不要憋气,患者选择合适的负重;②运动时最好有人陪伴,防止意外事件的发生。

4. 社会适应能力康复指导

（1）提高疾病认知:为患者讲解新发突发传染病治疗相关知识,提高患者对疾病的认知,及时心理疏导,鼓励患者多参与活动、通信软件群聊等,降低患者内心孤独感与恐惧感,使患者在参与活动过程中感受到快乐和自我价值,从而改善心理社会适应能力。

（2）加强患者对正性心理情绪的感知:让患者正视自己所患疾病,看到希望,对于身体康复表现出开心满足,并感谢疫情中付出努力的人和物;同时,经历了疫情后患者的人生观、价值观有了新的变化,更加热爱生命、热爱生活、明确自己的责任、展望未来美好生活,引导患者继续保持积极乐观的心态,回归社会,提高社会适应能力。

（3）心理干预:新发突发传染病患者康复后,面对回归社会,表现出担忧、过度关注等情绪体验;同时,患者对于公众而言,即使治愈出院,仍容易被贴上"传染源"的标签,患者难以接受这种情况,影响其回归社会的积极性。因此,对于康复的新发突发传染病患者应加强随访,及时发现其不良情绪,及时了解患者不同阶段的心理动态,及时调整疏导方案,加速患者融入社会。建议患者可以居家利用信息平台建立新的社交网络,转移注意力;也可利用网络平台居家办公,实现自我价值,增加面对社会的信心。

（4）关注新发突发传染病患者康复具体情况:新发突发传染病重型患者虽出院,但其部分功能会受到影响。因此,须继续监测患者的具体情况,并在必要时提供康复治疗。

（5）加强社会支持:良好的社会环境与社会支持,可以调动患者积极向上的情绪。建议多部门协调,形成社会支持体系,如政府部门、感控专家、大众媒体、社区等共同参与,政府大力支持,感控专家在媒体及时发布健康信息,社区宣传及走访,构建良好的社会环境和及时的社会支持,政府或相关机构还可建立社会心理咨询站,为有精神健康风险的患者提供咨询平台,及时处理风险,增加患者回归社会的信心。

（6）合理利用媒体渠道:合理利用媒体网站、社群、社区公告栏等渠道传播疾病防控科学信息,增强公众疾病防控意识,消除群众疾病的不确定感,从而减少感染者"社会污名"的发生。

（7）加强对社交网络平台信息的审核和管理：网络监管人员也要加强对社交网络平台信息的审核和管理，促进网络平台信息有序规范流动。

5. 营养康复指导　新发突发传染病患者大多因生理和心理不适而导致食欲缺乏和消化能力下降，在相对较长的病程中，可能存在一定的营养风险，尤其是重症患者存在较高的营养风险及营养不良发生率，影响机体的免疫功能，并显著增加危重症患者的死亡风险。因此，给新发突发传染病患者提供合理的营养支持治疗至关重要。新发突发传染病患者营养康复指导可根据其病情的严重程度进行相应指导，若患者合并对饮食有要求的疾病（如糖尿病、肝病、肾病），应由营养师根据其具体情况进行个性化营养指导。普通新发突发传染病患者营养指导具体如下：

（1）轻型新发突发传染病患者

1）能量要充足：每日可摄入谷薯类食物 250~400g，如面粉、杂粮、薯类等；保证充足的蛋白质摄入，主要摄入优质蛋白质类食物（每日 150~200g），如瘦肉、鱼、虾、蛋、大豆等，有条件的尽量保证每日 1 个鸡蛋、300g 的奶或奶制品（酸奶可以提供肠道益生菌，可多选）。通过多种烹调植物油增加必需脂肪酸的摄入，特别是单不饱和脂肪酸的植物油，总脂肪供能比达到膳食总能量的 25%~30%。

2）多吃新鲜蔬菜和水果：每日摄入蔬菜量 500g 以上，水果每日 200~350g，建议多选深色蔬果。

3）保证充足饮水量：每日 1 500~2 000ml，多次少量，主要饮白开水。饭前饭后菜汤、鱼汤、鸡汤等也是不错的选择。

4）坚决杜绝食用野生动物，少吃辛辣刺激性食物。

5）食欲较差进食不足者、老年人及慢性病患者，可以通过营养强化食品、特殊医学用途配方食品或营养素补充剂，适量补充蛋白质以及 B 族维生素和维生素 A、维生素 C、维生素 D 等微量营养素。

（2）重症型患者的营养治疗：重症型患者常伴有食欲减退、进食不足，使原本较弱的抵抗力"雪上加霜"，因此要重视危重症患者的营养治疗。

1）少量多餐：每日 6~7 次利于吞咽和消化的流质食物，以蛋、大豆及其制品、奶及其制品、果汁、蔬菜汁、米粉等食材为主，注意补充足量优质蛋白质。病情逐渐缓解的过程中，可摄入半流质状态、易于咀嚼和消化的食物，随病情好转逐步向普通膳食过渡。

2）如食物未能达到营养需求可在医生或者临床营养师指导下，正确使用肠内营养制剂（特殊医学用途配方食品）。对于危重症型患者无法正常经口进食，可放置鼻胃管或鼻空肠管，应用重力滴注或肠内营养输注泵泵入营养液。

3）在食物和肠内营养不足或者不能的情况下，对于严重胃肠道功能障碍的新发突发传染病患者，须采用肠外营养以保持基本营养需求。在早期阶段可以达到营养摄入量的 60%~80%，病情减轻后再逐步补充能量及营养素达到全量。

4）新发突发传染病患者营养方案应该根据机体总体情况、出入量、肝肾功能以及糖脂代谢情况综合考虑。

第八节　其他工作流程

一、新发突发传染病患者院内转运工作内容及流程

1. 转运前准备

（1）转运人员：建议成立转运领导小组和转运小组。转运领导小组负责制订和完善转运流程，包括转运小组人员培训、转运床及仪器设备布局、人员站位及分工、转运流程及路线制订、转运前后指导与监督及转运安全意识的强化等，评估可能发生的危险因素，采取相应的应急预案演练。转运小组由医生、护士、驾驶员构成，如患者病情需要可增加专科医生或工人，所有成员均接受专业的感染防控知识的培训及考核，并具备良好的团队组织、协调和沟通能力。

（2）转运路线：转运领导小组制订院内转运的最佳路线，保证最短距离、最少人流量到达转运地点，转运小组所有成员均须熟悉转运路线。

（3）转运流程：转运小组收到转诊通知后→进行转诊评估→转诊人员及物资准备→接诊→转出→到达医院转至相应科室→转诊后消毒。

2. 转运的实施

（1）转运前评估：①评估患者流行病学史、病情，填写转诊知情同意书、转诊单。②评估转运防控措施、是否具有转运的绿色通道，尽量确保最短距离、最少人流、最快转出。

（2）转诊人员及物品准备：①转诊人员须进行转诊培训及个人防护培训，严格执行消毒隔离规范；转诊前，转运小组电话告知转运领导小组、告知转诊科室做好准备，并通知人员对转运线路进行清理。②转诊车辆准备：非呼吸道新发突发传染病可采用常规转运救护车，呼吸道新发突发传染病转诊需采用负压转运救护车，车内每小时换气≥20次，负压值为 -30~ -10Pa。③仪器设备及药品准备：护士每次转运前检查仪器设备的电量储备，并核实氧气储备、药品储备是否准备齐全，根据患者的不同病情，还应配备特需的设备及药物，如免洗手消毒液、75% 乙醇、防护面屏、含氯消毒片、气管插管、喉镜浸泡罐等。

（3）接诊时再次评估患者病情并核对信息：按照指定绿色通道转运患者到达转运科室后，医生负责和接诊科室医生交接病情，护理人员负责与接诊科室护理人员共同核对患者的信息、皮肤情况，并填写交接护理记录单。

（4）转运途中注意事项：①密切观察患者病情，转运途中注意患者有无寒战、发热、呼吸困难、剧烈咳嗽等，在医生指导下处理患者病情。②转运途中医护人员医用防护口罩污染或

潮湿应及时更换;手套、隔离衣破损或患者血液、体液、污物污染时,也应及时更换,脱下的污染防护用品应放入双层黄色医疗垃圾袋内。③转诊救护车不得随车捎带无关人员,不得在人员密集区域停留。④若连续转运新发突发传染病患者,救护车返站应进行终末消毒后再接转运患者,确保不造成交叉感染。

二、新发突发传染病患者外出 CT 检查工作流程

根据防控要求,结合 CT 检查室实际情况,CT 室接收患者检查前应完成区域划分和环境改造,有新发突发传染病患者检查专用通道,布局划分为"三区两通道":医务人员通道、患者通道;污染区、潜在污染区、清洁区,增设两通道和三区之间的临时缓冲间,有条件的可增加专用检查机器。

1. 转运前准备

(1)病情及风险评估:转运前,须开会讨论 CT 检查的必要性及可行性,评估患者的病情及风险,转运途中可能发生的情况及意外,根据患者病情决定转运至哪个 CT 室进行检查。评估内容包括:患者生命体征、意识、血流动力学及血氧饱和度情况;气管插管、中心静脉置管、深静脉置管及各引流管的固定、连接及通畅情况,各管道的标识、有效期等,部分引流管及导管酌情关闭的可能性;转运途中仪器设备功能是否正常及蓄电情况,以及转运途中的道路交通状况等。

(2)医护人员准备:转运小组成员按照职责,再次明确转运分工。所有人员及 CT 室技师按照最新指南或文件做好自身防护,严格执行消毒隔离规范。

(3)患者准备:评估患者意识及配合程度,对于躁动患者遵医嘱给予镇静治疗,向意识清晰患者解释 CT 检查的必要性和流程,强调外出检查期间的注意事项,取得患者的配合。患者更换一次性隔离衣,尽可能佩戴医用外科口罩、一次性使用医用帽,对于文丘里面罩给氧等不能戴口罩者给予戴防护面屏。对于气管切开或气管插管患者转运前彻底清理呼吸道分泌物,在人工气道和呼吸机延长管之间予连接人工鼻以替代呼吸机加热加湿系统,避免转运途中冷凝水倾倒引起的污染,被污染后及时更换人工鼻,同时检查人工气道是否固定牢固,确保转运过程中患者机械通气疗效和安全。评估患者的病情及用药情况,遵医嘱予暂停部分非紧急治疗及用药,对于无法暂停药物患者携带微量泵转运。

(4)物品准备:转运物品准备包括仪器设备和药品的准备。责任护士负责检查仪器设备的电量储备、氧气储备等,仪器设备包括:便携式呼吸机,简易呼吸器,便携式氧气瓶、脚踏吸引器,带蓄电功能的监护仪、微量泵,必要时带移动电源等。配备相应抢救药品如肾上腺素、去甲肾上腺素、多巴胺等,并分层、分类放置在转运专用箱内。

(5)环境准备:环境准备包括道路交通准备和 CT 室准备。转运前再次通知院感科和CT 室,明确转运专用指定路线和专用电梯,专用路线做好隔断及警示标识,确定通往 CT 室的道路通畅无障碍,开通绿色通道,禁止无关人员走动。CT 室环境消毒符合规范,已做好消

毒措施,清除无关人员。

2. 转运中管理

(1)病情观察:护士站在便于观察患者病情的一侧,注意观察患者的面色、呼吸、意识情况、肢端循环情况,观察监护仪的数值变化。对于气管插管或气管切开接呼吸机辅助通气及无创呼吸机辅助通气的患者,建议增加呼吸治疗师或气道护士负责观察患者的气道情况,呼吸机数据监测,及时调整参数,确保气道通畅。此外,护士还须负责患者的保暖及安全,避免患者肢体过多地暴露在外,指挥小组成员转运或搬动时动作平稳,避免撞击墙壁及门,同时处理医生的临时医嘱;主管医生辅助观察患者病情,负责突发紧急事件的处理。

(2)管道安全及仪器设备管理:转运过程中护士注意查看各管道的通畅情况,有无受压、扭曲、滑脱,接头有无松动,引流是否通畅,穿刺部位情况及输液速度等。对于病情危重携带呼吸机转运患者由呼吸治疗师或气道护士负责便携式呼吸机、简易呼吸器的使用,观察便携式呼吸机的工作状态,是否出现故障,并及时处理仪器故障,还须观察微量泵、监护仪等是否正常运行,注意固定情况,避免路上颠簸引起仪器设备的固定不稳。

3. 新发突发传染病患者 CT 检查时管理　患者到达指定 CT 室时,护士再次检查各管道是否移位。若 CT 室空间有限,病床无法进入,予妥善固定好相应管道后采用四人搬运法转移至 CT 检查床;对于能够自行行走的患者,搀扶患者至检查床。CT 检查过程观察患者生命体征及各管道的情况,对于病情危重患者由 1 名责任护士穿好防护铅衣陪同检查,以应对紧急情况。

4. 转运后处置　患者检查后,CT 室及转运通道按照《医疗机构消毒技术规范》《医疗机构环境表面清洁与消毒管理规范》或最近指南、文件进行消毒处理。

三、新发突发传染病外科手术患者工作流程

新发突发传染病患者原则上不建议实施手术,特殊情况必须实施手术时(如外伤出血不止、消化道出血、急性阑尾炎等需急诊手术),隔离病区提出手术需求,并报医务科,请外科、麻醉科等相关科室会诊评估。

1. 术前准备

(1)手术间准备:手术在具有独立净化系统的手术间进行,若为呼吸道传播新发突发传染病,手术应首选在正负压切换手术间进行,由专业人员按照空调机组设计要求,正确切换及开启机组呈现负压值 −5Pa 以下状态,并通过专业设备检测判定负压值是否准确,并在手术间门外悬挂警示标识。

(2)防护用品准备:更衣室备医用防护口罩、医用外科口罩、防护服、一次性手术衣、护目镜、防护面屏、医用防护鞋套/靴套、一次性外科手套、洗手衣、拖鞋以及一次性使用医用帽等;更衣室备 75% 乙醇、安尔碘、棉签以及 0.9% 氯化钠注射液。

(3)手术物品准备:根据手术需要准备必需无菌器械包,一次性无菌敷料包,一次性使

用无菌医疗用品等；移出与手术无关物品及设备，减少污染。

（4）特殊设备：根据患者病情准备相应设备，如术中负压吸烟雾装置设备。

（5）麻醉、手术备用物品放置前室；护理人员在手术开始后负责向室内传递所需物品。

（6）消毒液准备：术间吸引器使用一次性引流袋，引流袋放置 2 000mg/L 含有效氯消毒片，再配制其他浓度消毒液备用。

（7）等候区：手术患者家属等候区禁止其他人员停留。

2. 新发突发传染病手术患者的转运

（1）隔离性转运：转运详见"新发突发传染病患者院内转运工作内容及流程"，患者到达手术室与护士交接，使用专用电梯按照专用路线转运（需最短路径到达手术间）。

（2）转运设备及路线消毒处理：按照《医疗机构消毒技术规范》《医疗机构环境表面清洁与消毒管理规范》或最新指南、文件进行消毒处理。

3. 新发突发传染病手术患者术中管理

（1）手术间控制：手术间人数限制在患者所需手术医生、麻醉医生及护理和支持的最低数量，严格禁止与手术无关人员进入。手术间和缓冲间的门保持关闭状态，非手术人员不得入内；手术间严格遵守只进不出的原则，手术中任何人员不得离开手术间，如手术需要临时增加手术人员需提前做好沟通工作；巡回护士监督手术间内所有人员的感染防控技术，发现问题及时指出并纠正，防止手术人员发生职业暴露。

（2）术中防护：①手术医生和洗手护士应戴双层一次性外科手套，建议术中使用防刺伤针，传递锐利器械做到无接触传递，避免职业暴露；如果医用防护口罩、护目镜或防护面屏被血液及体液溅污，应及时更换。②手术医生应合理使用电外科及能量设备，若为呼吸道传染病，由于气溶胶不因重力作用而沉降，可长期悬浮于空气之中，危害较大，并可通过呼吸道侵入人体，故要使用负压吸烟雾装置吸引排出烟雾，减少气溶胶伤害。③患者应佩戴医用外科口罩，若是全麻患者应在麻醉面罩与呼吸回路之间加装呼吸滤器，同时麻醉机的吸入及呼出端各加装一个呼吸滤器，术后按照国家相关感染管理规范消毒麻醉用品及设备。

（3）护理操作防控措施：①加强与手术医生的沟通，密切配合，稳、准地传递器械，避免血液、体液喷溅造成污染，如果发生污染应及时更换防护用品。②静脉注射和术中抽药、给药等应遵循安全注射的原则，避免发生针刺伤。③手术过程中传递锐器时须采用无触式传递方法，术毕锐器放在利器盒内，避免发生锐器伤。④手术中手套发生破损应及时更换。⑤洗手护士负责监督手术台上人员的防护措施是否到位，包括手套有无破损、手术衣是否污染、防护面屏是否移位等。如发现手套有破损应及时脱掉破损手套进行手消毒后再加戴手套。⑥巡回护士如需接触可见污染物（血液、体液、排泄物、分泌物等）时，需加戴一层一次性外科手套，用后丢弃，手消毒；进行静脉穿刺操作时加戴一次性外科手套，用后丢弃，手消毒。⑦巡回护士不慎被患者血液、体液、分泌物、排泄物污染手套时，应立即脱掉外层手套，快速手消毒后更换一次性外科手套。⑧手术中环境和物表一旦被污染应随时处理。少量污染物可用一次性吸水材料(如擦拭布巾等)沾取将其清除,再用有效浓度的含氯消毒剂(或使用能达到高水平消毒的消毒湿巾)进行擦拭;大量污染物应使用一次性吸水材料完全覆盖后用有效浓度的含氯消毒剂倒在吸水材料上,作用时间达到消毒时间后再清除干净。

(4)手术标本处理:①手术标本:由医生及洗手和巡回护士进行核对、装袋及甲醛固定,双层标本袋密封粘贴警示标识。②标本处理:交由缓冲室辅助人员在《手术标本信息登记本》登记标本备注,并密闭存放在专用警示标识的转运箱,由专人将转运箱转运至病理科交接。③消毒处理:送检结束后使用含氯消毒液擦拭转运箱备用。

4. 新发突发传染病手术患者术后管理流程

(1)人员管理:①手术患者:术毕患者应在原手术间内进行麻醉复苏,病情允许下,非全麻患者协助其佩戴医用外科口罩,按照转运流程送回隔离病房,患者转运应继续使用术前所用的转运车。②手术人员:按照消毒隔离规范脱去防护用品。

(2)物品管理:①复用医疗器械:使用后的复用医疗器械,均应就地消毒预处理,重度污染的器械物品采用≥1 000mg/L的含氯消毒剂浸泡30min,不耐湿的器械物品采用≥1 000mg/L的含氯消毒剂喷雾消毒方法,作用时间30min。消毒预处理后的器械物品用双层防渗漏收集袋双层封扎,包外标注醒目标识,将密闭包装好的器械物品放入密闭容器,密闭运送至消毒供应科,按《医疗机构消毒技术规范》进行清洁与消毒。②使用后物品消毒:可视喉镜、听诊器及麻醉药品盒使用≥1 000mg/L的含氯消毒液擦拭,作用时间30min后清水擦拭;血压计袖带术后使用≥1 000mg/L的含氯消毒液浸泡30min,清洗后晾干备用;管路消毒由专职人员完成麻醉机设备的内部管路的消毒并且记录;手术及麻醉使用后的一次性物品及防护用品装入双层黄色医疗垃圾袋,严禁挤压,采用鹅颈结式封口,分层封扎,用≥1 000mg/L的含氯消毒液对封口处进行均匀喷洒,离开手术间前对医疗废物包装表面使用≥1 000mg/L含氯消毒液,且均外加套一层黄色医疗垃圾袋,包外有醒目标识,按医疗废物处置做好医疗废物分类,规范处理。

(3)环境表面消毒:①手术间消毒:设备表面、墙面及天花板使用≥1 000mg/L的含氯消毒液擦拭消毒,不耐腐蚀的使用75%乙醇擦拭两遍消毒,作用时间30min。②地面消毒:地面使用≥1 000mg/L含氯消毒剂,被患者血液、体液污染的物表直接使用≥1 000mg/L含氯消毒氯制剂处理,作用时间保持30min后清水拖地。

(4)空气净化系统:若为呼吸道传播新发突发传染病,依据《医院净化空气管理规范》《经空气传播疾病医院感染预防与控制规范》或最新指南、文件进行处理,关闭空调机组,使用过氧乙酸和/或过氧化氢喷雾消毒器密闭消毒,作用时间1~2h,开启净化系统负压运行30min;通知工程技术人员及时更换回风和排风口过滤网,以及净化机组中效过滤器。负压手术间消毒处理完毕,需与院感科联系进行物表和空气采样检测,结果合格方能使用。

(5)手术后记录:建立新发突发传染病手术患者信息登记表,记录新发突发传染病手术患者信息登记表,其内容包括:①患者信息、手术间、术前诊断及拟行手术方式等。②配合手术的医务人员、转运人员及保洁人员的信息。③手术间、仪器设备物表、环境物表及空气消毒处理方式。

四、新发突发传染病孕妇剖宫产术工作流程

1. 术前准备

（1）环境准备：手术在具有独立净化系统的手术间进行，若为呼吸道传播新发突发传染病，则应安排患者在负压手术间进行手术。设置患者独立出入通道，术前30min开启净化或负压系统（最小静压差≥5Pa）；简化手术间物品，移出术中不需要的仪器设备和物品，遮盖不易清洁的物品，用防渗透铺单保护手术床垫。

（2）物资准备：2套电动吸引器（严禁使用中心吸引）；备齐剖宫产术所需物品，尽量使用一次性用品，如手术铺巾、手术衣等，复用物品尽量使用保护套加以保护。消毒物品准备：根据新发突发传染病的要求配备含氯消毒液和75%乙醇溶液，用于手术前回风口的喷洒消毒、物体表面的消毒、地面的消毒、手术后器械的浸泡消毒、防护面屏的消毒等。此外，还须根据新发突发传染病的要求配备个人防护用品。

（3）手术人员准备：安排3名手术室护士，其中巡回护士2名，1名在手术间内，1名在手术间外缓冲区，负责内外物品的传递，洗手护士1名，对于病情危重需要抢救的孕妇，可根据情况增加1名护士。手术人员须严格执行消毒隔离技术：①从清洁区进入潜在污染区（缓冲区）手术相关人员穿防护用品顺序为：换鞋→手消毒→更衣→戴一次性手术帽→戴医用外科口罩或医用防护口罩（检查密合性）。②从潜在污染区进入污染区（手术间）手术相关人员穿防护用品的顺序为，手术台下人员：手消毒→穿防护服→戴第1层一次性外科手套→穿隔离衣→穿医用防护靴套→穿医用防护鞋套→戴第2层一次性外科手套→戴防护面屏/护目镜→进入污染区；手术上台人员：手消毒→穿防护服→戴防护面屏→穿医用防护靴套→穿医用防护鞋套→手消毒（外科洗手）→戴第1层一次性外科手套→穿一次性无菌手术衣→戴第2层一次性外科手套→进入污染区。

（4）孕妇准备：对新发突发传染病孕妇的剖宫产术方案需产科、麻醉科、手术室、感染科、医务部、新生儿科、营养科、精神心理科等专家共同参与制订，若为呼吸道传播新发突发传染病患者，建议呼吸科专家参与；积极完善术前辅助检查，尽量床旁完成检查工作；术前用视频进行手术室护理宣教，让孕妇熟悉手术流程，进行心理安慰，采用访谈形式缓解孕妇压力；孕妇由隔离病房转运至手术室前，隔离病房转运护士负责给孕妇戴好医用外科口罩、一次性使用医用帽，用一次性大单覆盖孕妇全身经专用通道送至手术室门口，手术间门口核对无误后通过独立患者通道进入负压手术间，手术通道每次转运孕妇经过后用含氯消毒剂消毒30min。剖宫产术后产妇麻醉复苏应在手术间进行，复苏后由手术间内的巡回护士和麻醉师穿戴好防护设备后护送至隔离病房。

2. 术中管理

（1）孕妇护理：由于孕妇术中低热及存在低氧血症，须遵医嘱用药来维持机体内环境稳定，密切监测并维持水电解质及酸碱平衡，给予 2~4L/min 高流量吸氧；术中注意观察孕妇血氧饱和度的变化，建议采用桡动脉穿刺置管进行监测；胎儿娩出后尽早使用缩宫素等药物促进子宫收缩，预防产后出血；心功能不全孕妇慎用前列腺素制剂；严格监测液体出入量，避免增加孕妇心肺负担。孕妇若为非全麻，手术过程中全程佩戴医用外科口罩，采用口罩下鼻导管吸氧；若为全麻，应在气管插管与呼吸回路之间放置一次性过滤器。

（2）新生儿的护理：若新生儿具有与成人感染相同的传播途径，还存在母婴传播的可能，分娩前应提前至少 30min 通知医院新生儿科或院外新生儿转运团队，转运团队提前准备好包括转运暖箱在内的物品及药品。新生儿包括足月儿和胎龄 <37 周的早产儿。①足月儿的护理：观察是否为腹式呼吸，呼吸频率为 40~60 次 /min；心率保持在 120 次 /min，血压保持在 70/50mmHg；室内温度保持在 25~27℃，空气湿度为 55%~65%；将新生儿放置在热辐射床进行保暖，给予 0.5L/min 氧流量吸氧，保持呼吸道通畅。②早产儿的护理：早产儿由于全身脏器发育不成熟，免疫系统存在缺陷，较易发生感染性疾病，且早产儿呼吸中枢相对不成熟，呼吸不规则，常有呼吸暂停以及因肺表面活性物质少，易发生新生儿呼吸窘迫综合征，因此要严密观察其呼吸是否规则，给予 0.5L/min 氧流量吸氧；早产儿安静时心率较快，平均为 120~140 次 /min，当血压低于 70/50mmHg 时易出现新生儿寒冷损伤综合征，因其棕色脂肪少，体温调节功能更差，如保暖不当易发生低体温，有时甚至体温不升，因此房间温度要维持在 25~28℃，并放置婴儿热辐射床。若尚不明确新发突发传染病是否存在垂直传播，不建议进行脐带挤压或脐带延迟结扎。一经分娩即刻有效清理呼吸道，经新生儿科医生评估状况良好者立即转出手术室，检测母婴血液、羊水及分泌物是否具有传染性，及时将结果告知新生儿转运团队。

3. 术后管理

（1）新生儿转运：建议使用婴儿暖箱进行转运，参与转运相关人员做好二级防护，转运途中注意规划好转运路线，限制人员，使用专用通道，转运完毕后对转运暖箱、物品和转运通道严格消毒。

（2）产妇的观察与护理：监测生命体征，安抚产妇情绪，告知产妇未愈前禁止进行母乳喂养，但建议产妇定期挤出乳汁，保证泌乳。

（3）医疗废弃物处理：所有手术中产生的垃圾均按感染性医疗垃圾处理。

（4）病理标本的处理：将娩出的胎盘等标本装于双层标本袋内，甲醛固定，粘贴警示标识后放入专用转运箱，专职人员运送至病理科，禁止通过传输系统传送。送检结束后转运箱用含氯消毒液擦拭消毒后备用。

（5）复用器械消毒处理：复用器械须先在手术室消毒浸泡后再打包送消毒供应室，详见本章本节新发突发传染病外科手术患者工作流程。

第六章

护理人员的职业安全防护

护理人员承担着新发突发传染病患者的日常诊疗、护理等多重任务,在为新发突发传染病防控提供有力支撑的同时,也面临较高的交叉感染和疾病传播风险。因此,要高度重视新发突发传染病期间护理人员的职业安全防护,坚持标准预防原则,严格执行《医院隔离技术标准》《医务人员穿脱防护用品的流程》《经空气传播疾病医院感染预防与控制规范》等要求,指导护理人员合理选择、规范使用防护用品,正确进行手卫生,降低职业暴露风险。鉴于呼吸道传播新发突发传染病的普遍性、多发性以及严重危害性,本章主要以呼吸道传播新发突发传染病护理人员的职业安全防护进行阐述。

第一节 护理人员职业防护

护理人员在实施各项检查、治疗与护理时,常暴露在患者的血液、体液及排泄物污染的环境中,感染风险高。因此在护理工作中应严格遵守标准预防原则,实施分级防护,增强护理人员的职业安全性。

一、标准预防

标准预防是预防与控制院内感染需普遍遵守的重要原则之一,其目的在于降低已知或未知病原体感染传播的风险。标准预防认定患者的血液、体液、分泌物、排泄物均具有传染性,须进行隔离,不论是否有明显的血迹污染或是否接触非完整的皮肤与黏膜,接触上述物质者,必须采取感染预防与控制措施。

(一)基本原则

1. 一视同仁 防止呼吸道疾病传播,也要防止非呼吸道疾病传播。
2. 双向防护 保护护理人员,也要保护患者。

3. 三种隔离　针对疾病传播特点采取相应的隔离措施,包括空气传播、飞沫传播和接触传播。

(二)重点科室标准预防措施

1. 急诊科标准预防措施

(1)护理人员在为患者进行诊查、操作过程中,不要用手直接接触自己暴露的皮肤、口唇、眼睛、耳朵和头发等。

(2)进行换药、缝合等无菌操作时,应戴医用外科口罩、一次性使用医用帽、一次性外科手套,急诊科患者需缝合、包扎时,按传染病患者对待,尽可能减少创口出血,有可能发生血液、体液大面积飞溅或者有可能污染护理人员的身体时应当穿防渗漏性能的一次性手术衣。

2. ICU标准预防措施

(1)入住ICU的患者可检测HBsAg、抗-HCV、HIV抗体、梅毒抗体及届时流行的新发突发传染病相关检测项目,如遇感染患者应加强防护措施。

(2)隔离监护室患者尽量使用一次性物品,要做好环境消毒、严格洗手和手消毒等措施,防止患者与护理人员之间的交叉感染。

3. NICU标准预防措施

(1)入住NICU的患儿可检测HBsAg、抗-HCV、HIV抗体、梅毒抗体及届时流行的新发突发传染病相关检测项目,遇感染患儿应加强个人防护。

(2)护理人员在给患儿进行诊查、喂奶、换尿布等各种操作过程中,不要用手直接接触自己暴露的皮肤、口唇、眼睛、耳朵和头发等,在给两患儿之间进行的操作一定要洗手,防止医院感染的发生。

4. 血液净化室标准预防措施

(1)按规定血液净化前可检测HIV抗体、抗-HCV、HBsAg、梅毒抗体及届时流行的新发突发传染病相关检测项目,感染患者应在隔离血透机上进行透析,并做好个人防护。

(2)凡进入血液净化室的工作人员须在指定区更衣换鞋,戴好医用外科口罩、一次性使用医用帽,在进行透析操作前严格洗手和手消毒。

(3)医务人员接触患者、做各项操作时应戴一次性外科手套,在给下一位患者进行操作前应更换手套。

(4)每次透析后所有用过的一次性透析器和管道等应按医疗废物放医疗废物专用包装袋内,由专业人员回收;复用的透析器做好消毒工作。

(5)若意外受到患者血液、体液污染时应立即用肥皂及清水冲洗,如同时有损伤则应把血液从伤口挤出,严格消毒并妥善包扎;眼睛和口腔受到血液或体液污染时要用大量的生理盐水反复冲洗干净,若接触传染病患者的体液和血液还应追踪血清免疫学检查结果。

5. 手术室标准预防措施

（1）为杜绝或减少医源性经血源传播疾病，择期手术患者手术前常规检测 HIV 抗体、抗 -HCV、HBsAg、梅毒抗体及届时流行的新发突发传染病的相关检测项目，遇感染患者应安排在隔离手术间手术，同时加强个人防护，凡进入手术室的工作人员必须在指定区域更换衣服、鞋、戴好一次性使用医用帽、医用防护口罩。

（2）手术中尽量减少应用锐利器械，尽量减少尖锐手术器械在手术人员之间的传递。

（3）在手术中一定要保证足够的光线，进行创口缝合时特别注意减少意外创伤，尽可能减少创口出血。

6. 消毒供应中心标准预防措施

（1）消毒供应中心工作人员应在指定区域更衣、换鞋、戴一次性外科手套和医用外科口罩，回收工作人员应穿胶鞋，接受回收的各类包时应注意避免锐器刺伤。

（2）如果有手部皮肤破损情况时，应尽量避免接触血液、体液或黏膜，如果无法回避接触时应尽量将有破损的皮肤用创可贴等保护好后再戴双层一次性外科手套进行操作。

（3）可循环使用的医疗器械，应采用封闭方式回收，避免反复装卸。

（4）特殊患者污染的可循环使用的医疗器械，应按照《医疗机构消毒技术规范》等行业标准要求进行处理，防止医源性传播，同时做好自身防护。

7. 口腔科标准预防措施

（1）医务人员在为患者进行口腔诊查过程中，应戴一次性外科手套，带医用外科口罩和帽子，在进行可能发生患者体液（血液、组织液等）、分泌物等喷溅诊疗、护理操作时，应使用护目镜或防护面罩。

（2）物体表面、地面应每日清洁、消毒，遇污染应及时清洁、消毒。

8. 针灸科标准预防措施

（1）给患者进行针灸、拔罐时，应做好手卫生；为传染病患者进行针灸时，尽量使用一次性针灸针，戴一次性外科手套，保证光线充足，注意防止被针刺伤或者划伤。

（2）可循环使用的医疗器械，初步处理后，由消毒供应中心人员采用密闭方式回收；用后的污物及时处理，以防止医源性感染的发生。

除了上述重点科室外，还须注意医疗废物运送工作中的标准预防措施：每天医疗废物运送工作结束后，应当对运送工具及时进行清洁和消毒；医疗废物运送人员要按照《医疗废物分类目录》对各科室医疗废物实施分类收集，按照规定的时间和路线运送至医疗废物暂时贮存地点，不得露天存放医疗废物，暂时贮存的时间不得超过 2d；运送人员在运送医疗废物前，应当检查包装物或者容器的标识、标签及封口是否符合要求，不得将不符合要求的医疗废物运送至暂时贮存地点；运送人员在运送医疗废物时，应当防止造成包装物或容器破损和医疗废物的流失、泄漏和扩散，并防止医疗废物直接接触身体，当发生医疗废物刺伤、擦伤等职业暴露时，要按照职业暴露处理流程进行处理。

二、分级防护

医疗机构应当根据医务人员在工作时接触新发突发传染病疑似患者或确诊患者的可能性，并按照导致感染的危险程度采取分级防护。

（一）一级防护

1. 适用范围　普通急诊留观区、门诊、普通病区。

2. 原则　严格遵守标准预防的原则，遵守消毒、隔离的各项规章制度，严格执行手卫生，并注意呼吸道与黏膜的防护。

3. 着装要求　穿戴工作服、工作帽、工作鞋、医用外科口罩，必要时穿普通隔离衣、戴一次性外科手套。

（二）二级防护

1. 适用范围　疑似患者筛查病区、隔离病区等。

2. 原则　严格遵守标准预防的原则，按照清洁区、潜在污染区和污染区的划分，正确穿戴和脱摘防护用品，每次接触患者后应立即洗手和手消毒，并注意呼吸道、口腔黏膜和眼睛的卫生与保护。

3. 穿脱流程　二级防护广泛适用于新发突发传染病诊疗的各个区域和工作岗位，因不同情况下暴露风险不同，因此本部分内容以最高防护要求为标准进行阐述，即必要时加戴医用外科口罩、加穿隔离衣。

（1）穿防护用品流程：穿戴二级防护用品流程见图6-1。

1）用物准备：准备一次性使用医用帽、医用防护口罩、护目镜、防护服、医用防护靴套、一次性外科手套，必要时加穿隔离衣。

2）手卫生：取适量皂液或手消毒液均匀涂抹双手按七步洗手法规范揉搓。

3）戴一次性使用医用帽和医用防护口罩：①将一次性使用医用帽由额前置于脑后，罩于头部，避免头发外露。②检查医用防护口罩有效期及外包装密闭性，打开口罩，检查口罩有无破损，系带是否牢固。③口罩罩住口鼻及下巴，贴合面部佩戴好头带（先拉下方系带再拉上方系带），调校至舒适位置。④塑鼻夹，将双手指尖放在金属鼻夹上，从中间位置开始用手指向内按鼻夹，并分别向两侧移动和按压，根据鼻梁的形状塑造鼻夹。⑤检查口罩密合性，双手捂住口罩快速呼气或吸气，应感觉口罩略微鼓起或塌陷。若鼻夹附近有漏气应重新塑鼻夹，若漏气位于四周应调整系带及塑鼻夹，调整到不漏气为止。

4）穿防护服：选择合适型号防护服，查看有效期及密闭性，打开防护服检查有无破损。注意事项：①将拉链拉至底端，防护服不能触及地面。②先穿下衣，再穿上衣，戴帽子（防护服帽子要完全盖住一次性使用医用帽）。拉上拉链密封拉链口，注意防护服的颈部不能遮挡医用防护口罩。

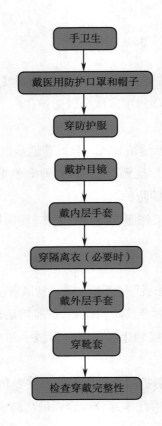

图 6-1 二级防护穿戴流程

5）戴护目镜：佩戴前检查有无破损，系带是否牢固，将护目镜置于眼部和头部合适部位，调节舒适度，并检查有无戴牢。

6）戴内层一次性外科手套：检查有效期及外包装密闭性，打开手套包装，检查手套是否漏气，佩戴手套。戴手套时把防护服袖口完全包裹。

7）穿隔离衣（必要时）：打开隔离衣，检查有无破损。①先穿一侧袖子，再穿另一侧袖子。②系领部系带，将隔离衣两侧边襟互相叠压，系下方系带。

8）戴外层一次性外科手套。

9）穿医用防护靴套。

10）检查穿戴完整性。

（2）脱防护用品流程：脱防护服时动作尽量轻柔熟练，脱除二级防护用品流程见图6-2。

进入一脱间

1）手卫生，取护目镜。

2）手卫生，脱外层手套（如未穿隔离衣，则与第四步同步进行）。

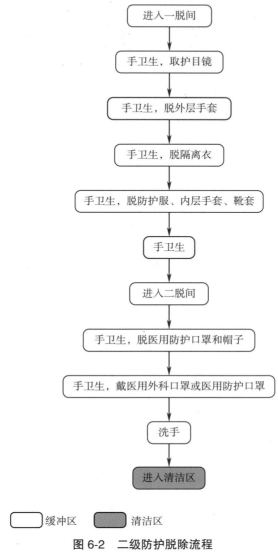

图 6-2 二级防护脱除流程

3）手卫生,脱隔离衣。

4）手卫生,脱防护服、内层手套、靴套(从内向外向下反卷,动作轻柔,防护服、手套、靴套一并脱除)。

5）手卫生。

进入二脱间

6）手卫生,脱医用防护口罩和一次性使用医用帽。

7）手卫生,戴医用外科口罩或医用防护口罩。

8）进入清洁区。

（三）三级防护

1. 适用范围 为疑似或确诊患者进行产生气溶胶操作时。

2. 原则 严格遵守标准预防的原则,按照清洁区、潜在污染区和污染区的划分,正确穿戴和脱摘防护用品,严格执行手卫生。

3. 穿脱流程 三级防护作为最高级别的防护要求,特点为在二级防护的标准上佩戴正压头套或全面防护型呼吸防护器。因不同情况下暴露风险不同,因此本部分内容以最高防护要求为标准进行阐释,即必要时加穿隔离衣。

（1）穿防护用品流程:穿戴三级防护用品流程见图 6-3。

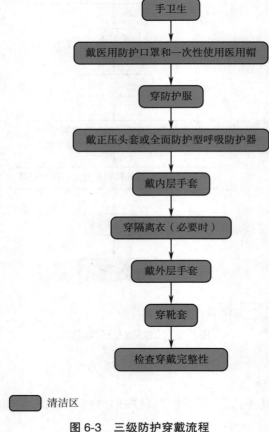

图 6-3 三级防护穿戴流程

1）用物准备:准备一次性使用医用帽、防护服、医用防护口罩、医用防护靴套、一次性外科手套、正压头套或全面防护型呼吸防护器,必要时加穿隔离衣。

2）手卫生。

3）戴医用防护口罩和一次性使用医用帽。

4）穿防护服。

5）戴正压头套或全面防护型呼吸防护器：使用前应检查电池电量；发动机表面是否有裂口、撕裂或损坏；镜片是否有裂缝、划痕或其他损坏迹象；视窗是否清晰；过滤器是否在正常工作时间内。

6）戴内层一次性外科手套。

7）穿隔离衣（必要时）。

8）戴外层一次性外科手套。

9）穿医用防护靴套。

10）检查穿戴完整性。

（2）脱防护用品流程：脱除三级防护用品流程见图6-4。

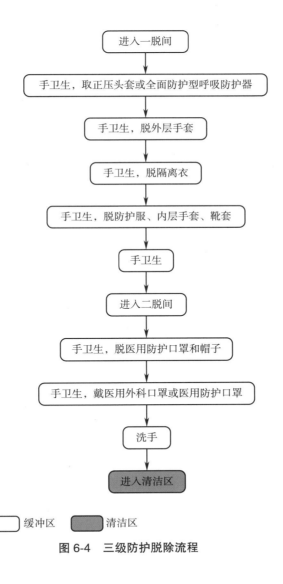

图6-4　三级防护脱除流程

进入一脱间

1）手卫生，取正压头套或全面防护型呼吸防护器。

2）手卫生，脱外层手套（如未穿隔离衣，则与第四步同步进行）。

3）手卫生，脱隔离衣。

4）手卫生，脱防护服、内层手套、靴套（从内向外向下反卷，动作轻柔，防护服、手套、靴套一并脱除）。

5）手卫生。

进入二脱间

6）手卫生，脱医用防护口罩和一次性使用医用帽。

7）手卫生，戴医用外科口罩或医用防护口罩。

8）进入清洁区。

第二节　护理人员防护用品并发症的预防

一、医疗器械相关压力性损伤的预防

医务人员发生的医疗器械相关压力性损伤多发生于脂肪组织较少的部位，如头、面、颈部，其中最常发生的部位为鼻部、脸颊部、额部、耳后部。主要因为压力、摩擦力和剪切力及潮湿与过敏引起，预防减压是关键。

1. 正确选择防护用品　根据工作岗位特点评估防护级别需求，结合工作时长，正确选择型号合适且柔韧性、贴合性较好的防护用品。

2. 正确佩戴　调整防护用品绳带至合适长度，以避免皮肤过度受压，根据皮肤评估情况，提升或者移动防护用品位置，缓解同一部位皮肤的受压情况。

3. 及时评估　穿戴与摘脱防护用品时，注意评估鼻部、脸颊部、额部、耳廓后部等易受损区域皮肤的完整性、颜色、感觉及温度、湿度等，观察有无压力性损伤的表现。

4. 使用皮肤保护剂　佩戴防护用品前，在头面部易受损区域涂抹含有亚油酸、亚麻酸、维生素 E 等保护剂，轻拍至皮肤吸收。

5. 预防减压　在防护用品与皮肤接触位置，预防性地使用敷料进行局部减压。液体敷料可减少来自防护用品的摩擦力；泡沫敷料能够保持水平衡；水胶体敷料能形成低氧张力，促进组织微循环，透气防水。可根据个人头面部皮肤情况将薄型泡沫敷料进行裁剪并置于额部、鼻部、面颊和耳后等处来预防防护用具相关压力性损伤，注意避免敷料层叠过多。

6. 治疗　对于局部发红或破损的区域，避免对局部红肿部位用力按揉。将薄型泡沫

敷料根据皮肤受损位置和大小进行裁剪,裁剪范围大于发红或破损区域1~2cm。若无相关伤口敷料,可使用莫匹罗星软膏、复方多黏菌素B软膏或糠酸莫米松乳膏(建议使用不超过3d),将软膏涂抹于局部区域,不宜太厚。

二、对口罩、手套、洗手液和手消毒液过敏的预防

长时间使用防护用品,可能对防护用品或消毒用品中的某些成分过敏,初期表现为接触部位如面部、手部皮肤的红斑及轻度水肿等,常常瘙痒不适,若接触致敏物时间长、自身敏感性高,则可能在红斑的基础上出现丘疹、水疱,甚至糜烂、痒痛不适,导致接触性皮炎。护理人员出现过敏现象时,应寻找过敏原因并更换相关用具,尽量避免接触可疑致敏物,或采用适当的阻隔措施,如在接触部位先涂一层氧化锌软膏、凡士林软膏或他克莫司软膏等,再穿戴防护用具。

三、皮肤疾病的预防

1. 股癣与痱子　防护服内通气性差,会阴部长时间闷热潮湿,加上走动摩擦,比较容易出现红斑、浸渍、糜烂,容易合并细菌或真菌感染。另外闷热环境内大量的汗液不能蒸发,使角质层浸渍肿胀,汗腺导管受压,汗液潴留并向周围组织外渗,形成丘疹、水疱或脓疱。尽量选用宽松且吸湿性好的纯棉质内衣裤,注意调控环境温度,保持通风、干爽,注重清洁。饮食中注意增加富含维生素的水果、蔬菜等。

2. 手部皮肤浸渍　持续穿戴橡胶制品,会因透气性差致皮肤长期处于潮湿状态,发生皮肤浸渍,常表现为局部皮肤变软、发白、起皱,有时可出现层状脱皮,甚至皮肤裂口(皲裂)等。应确保穿戴防护用具的松紧适度,待皮肤及防护用具消毒剂彻底干燥后再进行穿戴。穿戴防护用具前,手部外用合适的护肤品,使皮肤表面形成脂质膜,减少对皮肤的摩擦,隔离汗液及其他刺激。穿戴结束清洁皮肤后,及时使用具有保湿功效的护肤品。

第三节　职业暴露的处置及应急预案

面对新发突发传染性疾病,护理人员在隔离病区工作时,虽穿戴了标准的防护装备,但难免出现医用防护口罩被血液、体液污染,口罩系带断裂,防护服破损等意外事件。因此,为最大限度做好医务人员的防护工作,特制订应急预案,以降低医务人员暴露风险,减少疾病的传播。

一、呼吸道暴露处置

1. 常见呼吸道暴露　缺乏呼吸道防护措施、呼吸道防护措施破坏时(如医用防护口

罩松动、脱落等）、使用无效呼吸道防护用品（如使用不符合规范要求的口罩）时、与呼吸道传播新发突发传染病患者密切接触、被呼吸道传播新发突发传染病环境污染的手接触口鼻等。

2. 隔离病房污染区呼吸道暴露后的处置措施　考虑到不同防护级别的应用范围，因此本节内容以二级防护为例对隔离病房污染区呼吸道暴露后的处置措施进行阐述。

（1）医用防护口罩系带断裂、移位：医用防护口罩系带断裂、移位的应急处理流程见图 6-5。

1）立即屏气，规范手卫生后用手捂住口罩或紧急外加一层医用外科口罩，使口罩紧密贴合面部，不留缝隙。

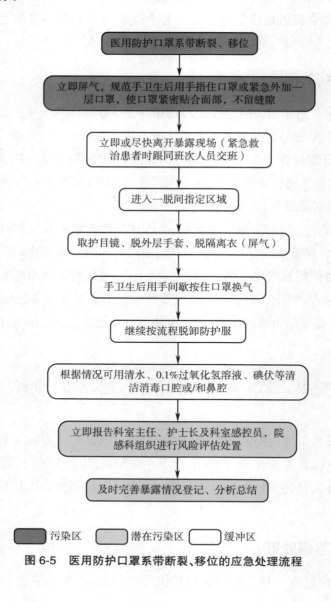

图 6-5　医用防护口罩系带断裂、移位的应急处理流程

2）立即或尽快离开暴露现场（紧急救治患者时跟同班次人员交班）。

3）进入一脱间指定区域,取护目镜、脱外层一次性外科手套、脱隔离衣（屏气）。

4）手卫生后用手间歇按住医用防护口罩换气。

5）继续按流程脱卸防护用品。

6）根据情况可用清水、0.1% 过氧化氢溶液、碘伏等清洁消毒口腔和 / 或鼻腔。

7）立即报告科室主任、护士长及科室感控员,院感科组织进行风险评估处置。

8）及时完善暴露情况登记、分析总结。

（2）护目镜破损、脱落:护目镜破损、脱落的应急处理流程见图 6-6。

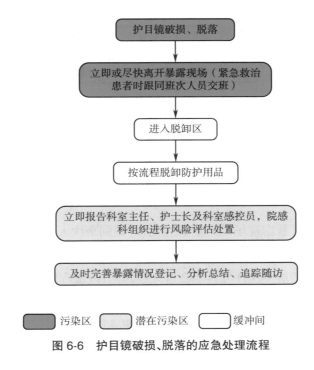

图 6-6　护目镜破损、脱落的应急处理流程

1）立即或尽快离开暴露现场（紧急救治患者时跟同班次人员交班）。

2）进入脱卸区,按流程脱卸防护用品。

3）立即报告科室主任、护士长及科室感控员,院感科组织进行风险评估处置。

4）及时完善暴露情况登记、分析总结、追踪随访。

二、隔离病房污染区血液、体液暴露时的紧急处置

1. 常见血液、体液暴露　各类器物导致的锐器伤。

2. 隔离病房污染区血液、体液暴露后的处置措施　考虑到不同防护级别的应用范围,因此本节内容以二级防护为例对锐器伤的应急处置流程进行阐述（图 6-7）。

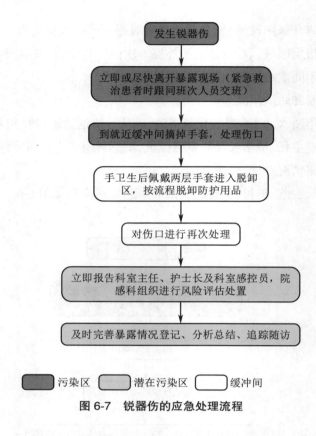

图 6-7 锐器伤的应急处理流程

1）立即或尽快离开暴露现场（紧急救治患者时跟同班次人员交班）。

2）到就近缓冲间摘掉一次性外科手套，处理伤口。

3）手卫生后佩戴两层一次性外科手套进入脱卸区，按流程脱卸防护用品。

4）对伤口进行再次处理。

5）立即报告科室主任、护士长及科室感控员，院感科组织进行风险评估处置。

6）及时完善暴露情况登记、分析总结、追踪随访。

三、隔离病房污染区其他职业暴露的处置措施

考虑到不同防护级别的应用范围，因此本节内容以二级防护为例对隔离病房污染区除呼吸道、血液、体液外的其他职业暴露处置措施进行阐述。

（1）手套破损：外层手套破损的应急处理流程如下：

1）立即或尽快离开暴露现场（紧急救治患者时跟同班次人员交班）。

2）进入一脱间指定区域更换外层手套。

3）返回病房继续工作。

（2）双层手套破损：双层手套破损的应急处理流程见图 6-8。

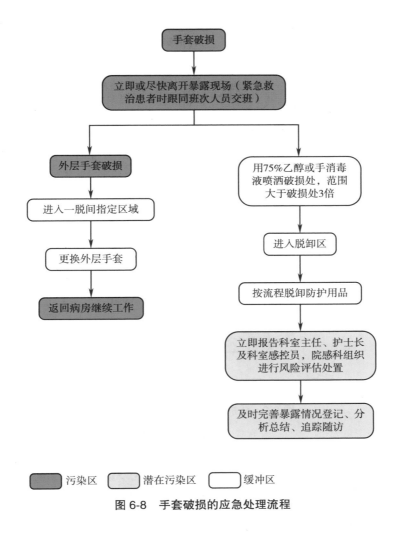

图 6-8　手套破损的应急处理流程

1）立即或尽快离开暴露现场（紧急救治患者时跟同班次人员交班）。

2）用 75% 乙醇或手消毒液喷洒破损处,范围大于破损处 3 倍。

3）进入脱卸区,按照流程要求脱卸防护用品。

4）立即报告科室主任、护士长及科室感控员,院感科组织进行风险评估处置。

5）及时完善暴露情况登记、分析总结、追踪随访。

（3）防护服破损:防护服破损的应急处理流程见图 6-9。

1）立即或尽快离开暴露现场（紧急救治患者时跟同班次人员交班）。

2）用 75% 乙醇或手消毒液喷洒破损处,范围大于破损处 3 倍。

3）进入脱卸区,按流程脱卸防护用品。

4）立即报告科室主任、护士长及科室感控员,院感科组织进行风险评估处置。

5）及时完善暴露情况登记、分析总结。

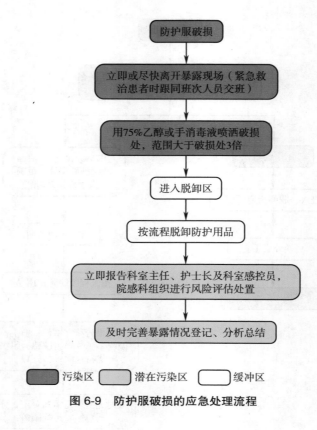

图 6-9　防护服破损的应急处理流程

第四节　医务人员在隔离病区出现意外情况的应急处理

医务人员穿戴防护用品进入隔离病区工作中可能出现头晕、呕吐及晕倒等意外事件,为保障医务人员的安全,应对可能发生的突发情况,特制订应急处理方案,提高医务人员的应急能力。

一、医务人员出现头晕、呕吐

1. 头晕、恶心

(1)出现头晕、恶心等不适,应立即寻求帮助。

(2)若症状经休息后能够缓解,则继续留在隔离病区工作。

(3)若不能缓解,则离开病房,按流程脱卸防护用品。

2. 呕吐

(1)若呕吐能控制,离开病房,按标准流程脱卸防护用品后,再行处理。

(2)如不能控制呕吐,在脱卸区呕吐者,立即寻求帮助;同事帮助清理呕吐物,并对脱卸区物表、地面、空气进行充分消毒。

（3）如不能控制呕吐而在病区内摘脱口罩呕吐者，立即按呼吸道职业暴露进行处置，并按照流程立即报告科室负责人、院感科及相关职能科室负责人，专家对其进行风险评估。

二、医务人员出现晕倒

1. 眩晕但意识清醒

（1）如出现眩晕，意识清醒者，及时寻求帮助。

（2）根据眩晕者自身情况决定是否继续在隔离病房工作。

2. 晕倒

（1）如医务人员晕倒、无意识，发现者应立即呼叫帮助，同时判断是否需立即抢救。

（2）若需立即抢救，则按照急救流程就地在病房相对清洁的房间内实施抢救。

（3）若不需立即抢救，协助其离开病房，按标准流程脱卸防护用品。

（4）报告科室主任、护士长及科室感控员，院感科组织进行风险评估处置。

第七章

新发突发传染病期间的人文关怀

人文关怀是指对人的生命、价值、命运和尊严的关怀,对人的生存状况和生活条件的关切。其核心在于肯定人性和人的价值,要求人的个性解放和自由平等,尊重人的理性思考,关怀人的精神生活等。"人文关怀"作为护理学的本质,不仅要求对患者进行关怀,同时也需要对医务人员进行关怀。

第一节 一线医务人员的人文关怀

新发突发传染病期间,医务人员始终奋战在第一线,每天面临工作任务重、感染风险高、心理压力大等困难,不仅会导致医护人员情志下降、共情沟通能力受损,还会影响新发突发传染病的疫情防控成效。因此,为切实关心医务人员身心健康,减轻医务人员心理压力,应及时开展医务人员心理健康评估,有针对性地开展心理疏导和干预,强化心理援助服务,做好一线医务人员的人文关怀。

一、一线医务人员常见的心理反应

面对患者死亡、担心自己及家人受到感染等原因,易使一线医务人员产生各种负性心理反应,表现为反应过度、情绪低落等,严重者会发生急性应激反应、创伤后应激障碍等,主要包括情绪、认知和意志行为反应。

(一)情绪反应

1. 恐惧和焦虑 面对新发突发传染病的传染性以及不确定性,作为零距离接触患者的医务人员难免会产生恐惧和焦虑;加之,隔绝而陌生的环境,远离家人,面对更多的死亡、防护用品的穿戴等因素还可进一步加剧护士的恐惧和焦虑。

2. 内疚和无助 由于新发突发传染病暂没有特效药,只能对症用药,当患者因救治无效去世时,作为专业人员没有能力拯救,难免出现内疚和无助。

3. 思念和孤独　新发突发传染病期间,医务人员可能处于隔离的环境,过着"两点一线"的生活,会感到孤独,对亲人产生强烈的思念之情。

4. 愤怒　当医务人员感到自己的工作不被患者、家属和社会理解,医疗保障不到位,随时面临职业暴露的危险时,可能会有愤怒的情绪反应。情绪上主要表现为情绪极不稳定,遇事易激动,变得冷漠、暴躁,难以控制情绪;行为上主要表现为易动怒。

(二)认知反应

新发突发传染病作为一种应激事件,可使医务人员产生创伤后应激障碍,对于新发突发传染病相关的文字、图像等表现出感觉过敏和反应过度,感到没有安全,容易焦虑、失眠、噩梦、惊醒等。

(三)行为反应

伴随情绪、认知反应,医务人员的行为也会发生相应的变化,表现为逃避、不敢与人交流、容易自责、强迫行为等。

二、一线医务人员的心理危机识别

医务人员作为普通人,在面对疫情危机时也会产生一系列身心反应,主要表现为生理、情绪、认知和行为的异常。

1. 生理方面　常出现肠胃不适、腹泻、食欲缺乏、头痛、疲乏、失眠、噩梦,感觉呼吸困难或窒息、哽塞感、肌肉紧张等。

2. 情绪方面　常出现紧张、焦虑、恐惧、怀疑、沮丧、抑郁、悲伤、易怒、绝望、无助、麻木、否认、孤独、烦躁、自责、过分敏感等。

3. 认知方面　常出现注意力不集中、缺乏自信、无法做决定、健忘、不能把思想从危机事件上转移等。

4. 行为方面　常出现退缩、逃避、不敢与人交流、容易自责或怪罪他人、不易信任他人等。

但是若在较长时间内体验到强烈的害怕、无助、恐惧等情绪,严重影响正常的工作与生活,且出现以下情况,就应该寻求心理咨询师的帮助。包括:①苦恼压抑,无法排解。②脑海中或者梦中持续出现患者痛苦的表情,一闭上眼就会想起悲伤的情境,无法摆脱,不能想别的事情,并且感到痛苦。③回避跟新发突发传染病有关的话题、场所、活动等,对工作、生活造成了不良影响。④出现难以入睡、注意力不集中、过度警觉以及过分的惊吓反应。

此外,若上述反应并不强烈,但持续时间长,也应当寻求专业的心理帮助。除了上述情况外,有些个体可能还会表现出其他非典型的心理与行为的不适反应,包括酗酒、性格改变、药物成瘾等,均可寻求心理咨询师的帮助。

三、一线医务人员的心理评估

新发突发传染病不仅易造成感染者死亡,同时还可能引起社会普遍恐慌,其对社会心理的影响甚至超过对躯体的影响。当医务人员出现心理危机相关的身心反应时,应及时进行评估。

(一)常用评估工具

1. 整体评估　可采用 90 项症状清单(symptom checklist 90,SCL-90)作为评估工具。该量表共包括 90 个条目,由躯体化、强迫症状、人际关系敏感、抑郁、焦虑、敌对、恐怖、偏执、精神病性 9 个因子组成,不仅可用作自评,也可用作医生评定患者的症状。该量表采用五级评分法(1= 无症状,5= 严重),总症状指数是将总分除以 90,因子分等于组成某一因子的各项目总分除以组成某一因子的项目数,阳性症状痛苦水平是指总分除以阳性项目数(阳性项目数是指评分为 2~5 分的项目数)。

2. 具体症状评估

(1)焦虑:焦虑自评量表(Self-Rating Anxiety Scale,SAS)由 Zung 于 1971 年编制用于评定焦虑患者主观感受。该量表共由 20 个条目组成,其中第 5、9、13、17、19 为正性反向计分条目,其他 15 个为负性正向计分条目;以 Likert 四点量表方式分为 4 级;没有或者很少时间、少部分时间、相当多时间、绝大部分或者全部时间,正向评分题,依次评为 1、2、3、4 分。反向评分题(第 5、9、13、17、19 题),则评分 4、3、2、1 分。SAS 的主要统计指标为总分。将 20 个项目的各个得分相加,即得粗分;用粗分乘以 1.25 以后取整数部分,就得到标准分。按照中国常模结果,SAS 标准分的分界值为 50 分,其中 50~59 分为轻度焦虑,60~69 分为中度焦虑,70 分以上为重度焦虑。

(2)抑郁:抑郁自评量表(Self-Rating Depression Scale,SDS)是由 Zung 于 1965 年编制用于评定个体主观抑郁情绪的自评量表。该量表共 20 个条目组成,其中 2、5、6、11、12、14、16、17、18、20 为正性反向计分条目,其他 10 个为负性正向计分条目,以 Likert 四点量表方式分为 4 级:没有或者很少时间、少部分时间、相当多时间、绝大部分或者全部时间,SDS 的统计指标有粗分、标准分和严重度指数,粗分为各项目得分之和;标准分 = 粗分 ×1.25;抑郁严重度指数 = 各条目累积分 /80。划界分也有三种:粗分划界分为 41 分,标准分划界分为 53 分,严重度指数范围为 0.25~1.0,指数在 0.5 以下为无抑郁;0.50~0.59 为轻微至轻度抑郁;0.60~0.69 为中至重度抑郁;0.70 以上为极重度抑郁。

(二)评估流程

1. 问题咨询　当发现自己有心理问题时,应及时联系医院的心理咨询师,进行咨询。

2. 问卷填写　心理咨询师介绍心理评估的目的及注意事项,获得医务人员同意后通过问卷星等方式将心理评估问卷发放给医务人员,让其在规定的时间内进行填写。

3. 给出建议　心理咨询师根据测评结果,结合日常行为习惯给予专业的意见,若医务人员心理问题严重,则请心理专家介入。

四、一线医务人员的人文关怀

(一)抗疫前人文关怀

1. 人员选拔　选拔工作人员时,除考虑年龄、学历、健康状况、职称、职务、岗位、专科、工作范畴、工作能力、有无应急经验、是否备孕、家庭状况外,还应进行相关评估,包括心理应对方式、心理防御机制、既往躯体疾病史、精神障碍病史等。针对较多使用消极应对方式、较多使用不成熟心理防御机制、有慢性躯体疾病、精神障碍病史或遭受过心理创伤事件的医务人员,须慎重选拔,对于选拔出的医务人员,须要更关注其心理健康状况。

2. 培训　进行新发突发传染病防控培训和心理学相关培训,包括危机干预相关知识,应激相关障碍的识别等,以提高医务人员自我保护能力、抗压能力和自我心理保健能力。

3. 保障　医院为一线医务人员提供充足的防护和救治物资保障;制订一线医务人员家属生活保障的若干措施,解决其后顾之忧。若条件允许,可落实一线医务人员职称晋升倾斜政策,保障薪酬福利待遇等。

(二)抗疫中的人文关怀

1. 促进安全感　提供安全有序的工作环境;提供充足的自我防护物资以及增强免疫力的药物;制订合理的工作休息计划;设立院感督查员,保障医务人员的安全防护;提供营养丰富的餐食;及时更新疫情发展情况,让医务人员压力最小化,促进复原。

2. 提升效能感　进行传染病、危重症等相关知识培训,建立相关线上会诊通道,提升医务人员胜任力,降低应激水平。

3. 心理调节　一线医务人员可通过倾诉、阅读、听音乐、适当运动、放松技术(如静坐、调息放松技术、肌肉放松法、想象放松法、音乐放松法、正念减压疗法)等方式,将自己内心的压力释放,进行自我心理调节。

(1)静坐:静坐可以放松身心、驱走杂念,是解除压力、缓解情绪的灵丹妙药。医务人员工作压力大,容易陷入紧张、焦虑、失眠等状态,可以通过静坐来平衡情绪,让身心感到平静而安详。静坐需要注意以下事项:①静坐前如有必要,可预先排出大小便;解领扣,松腰带;一定要稳定好情绪,排除一切杂念;尽可能选择空气新鲜、环境比较安静的地方,室内外均可。②选择合适的坐姿,尽量放松身体,什么也不想,只是专注地呼吸。待身心完全放松后,呼吸会变得深长而平稳,情绪会变得平静而愉悦,身体也会变得松弛而柔软。③静坐必须有合适的坐凳,座位的高度与静坐者的小腿同高。静坐者大腿要平,小腿要直;端坐自然,头颈正直,下颌微收,腹部微收,胸部微含,背部挺直(但不可用力),两肩下垂,两手分别放置于膝盖部,两脚距离与肩同宽并平放于地上;两眼微闭,意视鼻尖,口唇轻合,以安坐舒适为度,切记要不僵不懈;采用自然呼吸法,呼吸用鼻,然后逐渐入静,使人由思维活跃状态转为平静状态。④静坐的要旨是"静",每天2次,每次20~30min即可。

（2）调息放松技术：调息放松技术是常用的放松方法，通过调整呼吸达到身心的平和状态，对于紧张、忙碌、情绪波动大的医务人员，是非常实用、简便的方法。操作步骤如下：①尽量在相对安静、少干扰的环境下进行调息。②用鼻孔慢慢地吸气，想象"气从鼻孔进入，顺着气管进入喉咙、胸腔、腹腔，腹部随着吸入的气慢慢地鼓起来"。③吸足气后，稍微屏息一下。④用口和鼻同时将气从腹中慢慢地自然释放，腹部慢慢地瘪下去。⑤保持入静状态，重复步骤②至④。⑥如果感觉取得了较好的放松效果，睁开眼，恢复原状。这种呼吸方式称为腹式呼吸，其特点是见效快。当用此方式训练达到最佳状态后，在紧张时，只需进行 2~3 次深呼吸，就可以起到很好的放松作用。该技术的最佳状态是能够达到随时随地进行放松的目的。

（3）肌肉放松法：肌肉放松法是让人先感到肌肉紧张再感到松弛，从而使人获得身心的彻底放松，是常用的缓解恐惧与焦虑的方法之一。这种方法有一定的技巧，必须经过学习和训练才能学会。在一般情况下，放松训练要求我们先自行紧张身体的某一部位，如用力握紧拳头 5s，使之有紧张感，然后放松 5~10s。这样经过多次紧张和放松的交互练习，我们便能随心所欲地充分放松自己的身体。通常进行紧张松弛训练的是手、手臂、脸、颈、躯干以及腿等部位的肌肉。具体操作如下：

1）紧握左拳——注意手和前臂肌肉的紧张（5s），然后放松（5~10s）。

2）紧握右拳——注意手和前臂肌肉的紧张（5s），然后放松（5~10s）。

3）自左腕关节向上弯曲左手，尽量使手指指着肩部——注意手背和前臂肌肉的紧张（5s），然后放松（5~10s）。

4）自右腕关节向上弯曲右手，尽量使手指指着肩部——注意手背和前臂肌肉的紧张（5s），然后放松（5~10s）。

5）举起双臂，用力将手指触及双肩——注意双臂肌肉的紧张（5s），然后放松（5~10s）。

6）耸起肩膀，越高越好——注意肩部肌肉的紧张（5s），然后放松（5~10s）。

7）皱起额头——注意前额肌肉的紧张（5s），然后放松（5~10s），并略微闭上眼睛。

8）紧合双眼，注意眼部肌肉的紧张（5s），然后放松（5~10s），再慢慢地睁开眼睛。

9）用力将舌头抵住上腭——注意口腔内肌肉的紧张（5s），然后放松（5~10s）。

10）紧闭双唇——注意唇部和周围肌肉的紧张（5s），然后放松（5~10s）。

11）用力向后仰起头部——注意背部、肩部以及颈部肌肉的紧张（5s），然后放松（5~10s）。

12）用力低头，尽量将下巴靠住胸部——注意颈部与肩部肌肉的紧张（5s），然后放松（5~10s）。

13）弓形弯曲背部，并离开椅背，双臂向后推——注意背部和肩部肌肉的紧张（5s），然后放松（5~10s）。

14）做一次深呼吸，并持续一段时间——注意背部和胸部肌肉的紧张——吐出空气

（5s），然后放松（5~10s）。

15）做两次深呼吸，持续一段时间——吐出空气（5s），然后放松（5~10s）。

16）吸入空气，尽量使腹部膨胀——注意腹部肌肉的紧张（5s），然后放松（5~10s），感觉到呼吸更加稳定。

17）收紧腹部肌肉——注意腹部肌肉的紧张（5s），然后放松（5~10s）。

18）臀部用力并压住座椅——注意臀部肌肉的紧张（5s），然后放松（5~10s）。

19）收紧腿部肌肉，伸直双腿——注意腿部肌肉的紧张——将双腿恢复原姿势（5s），然后放松（5~10s）。

20）双脚脚趾向上，并逐渐抬起双脚——注意双脚和小腿肌肉的紧张（5s），然后放松（5~10s）。

21）向下弓起脚趾，犹如要将脚趾埋入沙土一般——注意双脚弯曲时腿部肌肉的紧张（5s），放松（5~10s）。

（4）想象放松法：想象放松技术是通过在脑海中形成自己内心深处最为惬意和向往的场景，来达到内心的放松和平和。医务人员生活和工作的环境较为沉重，心情也容易受其影响。在心理咨询与治疗中，想象放松技术是最常用的放松技术之一，通常要结合其他一些方法（如暗示、联想等）来使用。通常是想象自己置身于一个美丽的地方，陶醉在一直渴望见到的最美的景色中，让景象逐渐变得越来越清晰。例如：我静静地仰卧在海滩上，周围没有其他人；我感觉到了阳光温暖的照射，触碰到了海滩上细软的沙子，我全身感到无比舒适；海风轻轻地吹来，带着一丝丝海腥味；海浪轻轻地拍打着海岸，有节奏地唱着自己的歌；我静静地躺着，静静地倾听这优美的波涛声……慢慢地进行，让自己所感受到的景象越来越清晰，直到体验到自己置身其中，进入了那个如仙境一样的地方；感受身临其境的美好感觉，体验全身心的放松和舒适，静静地待在那个地方；然后深呼吸。自我想象放松时，可以在心中默念想象的内容，要注意语气、语调的运用。节奏要逐渐变慢，配合自己的呼吸。自己也要积极地进行情境想象，尽量想象得具体生动，全面利用五官去感觉。也可根据个人情况，通过自我暗示或借助录音或视频等来进行自我想象放松。

（5）音乐放松法：优美的音乐能提高大脑的兴奋性，可以改善人们的情绪，激发人们的情感，振奋人们的精神，同时有助于消除心理、身体因素所造成的紧张、焦虑、抑郁、恐惧等不良心理状态，提高应激能力。选择合适的音乐，常可取得很好的效果。例如：①如果最近情绪比较焦虑、急躁，宜听节奏舒缓、引人思考的乐曲。比如：一些古典交响乐曲中的慢板部分，可以调整心绪，克服焦躁情绪。②如果情绪比较低落、消极，宜多听宏伟、雄壮和令人振奋的音乐。乐曲中充满坚定、无坚不摧的力量，会随着飞溢的旋律洒向听者"柔弱"的心灵，久而久之，会使人树立起信心、振奋起精神。

（6）正念减压疗法：正念减压疗法是指一种集冥想、放松、控制性呼吸、肢体伸展与社会互动于一体的心理保护性的认知功能训练，其核心是通过正念来减轻自身压力，进而更好地实现疾病应对。

4. 增强家庭社会支持网络 建立工作和减压小组,增强团队凝聚力,促进医务人员互相支持,及时疏导不良心理反应;促进医务人员家人和朋友给予支持,社会对医疗卫生支持。

5. 及时心理评估 及时通过网络心理评估,对于心理问题筛查阳性、年轻、经验不足、接受隔离及自身被感染等需重点关注的医务人员,及时提供心理支持和精神科干预。其中心理支持包括线上心理保健科普材料、线上心理自助指导或个体心理咨询与治疗等。

(三)抗疫后(闭环管理阶段)人文关怀

1. 定期心理评估和随访,对重点人群开展针对性心理干预或精神科干预。

2. 定期对医务人员进行心理继续教育,继续教育中强调危机中自我成长的意义,将有助于提升医务人员复原力。

第二节 一线医务人员家属的人文关怀

新发突发传染病发生后,广大医务人员积极响应党中央号召,牢记"一切为了人民健康"的初心使命,夜以继日舍小家、守大家,奋战在一线。为了减轻一线医务工作者的后顾之忧,应努力为一线医务人员家属做好保障,提供人文关怀。

一、生活关怀

1. 解决生活困难 动员社会力量,组织发动志愿者或安排专门人员,对一线医务人员家属展开慰问,积极协调、解决他们的生活困难。针对确实生活难以保障的,联合社会各方开展"您的家事我来帮""您守大家,我护您的小家"等活动,为一线医务人员家属配送新鲜的水果、蔬菜及生活必需品,解除家属的燃眉之急,解决一线医务人员的后顾之忧。

2. 提供防护保障 提供医用外科口罩、消毒剂、体温计等用品,全力保障一线医务人员家属的配给。组建爱心车队对有交通困难的医务人员家属提供必要的帮助。为一线医务人员家属统一购买防控期间意外伤害保险;为一线医务人员子女免费提供线上教育,解决他们长期隔离在家不能学习带来的困扰。倡导社会严厉打击伤害、歧视孤立一线医务人员家属的行为,情节严重的给予相应处理处罚。

二、心理关怀

1. 心理疏导 通过不同形式对一线医务人员家属进行心理疏导,医院和科室给予一线医务人员家属慰问和积极的精神关怀。根据一线医务人员和家属工作、居住情况,分片分区建立沟通联络渠道,使一线医务人员与家属能相互支持、鼓励,增强战胜疫情的信心与决心。鼓励一线医务人员在工作之余,通过视频告知家人在一线工作的进展情况、身体健康状况,减少他们的心理焦虑和紧张情绪。

2. 情绪调节 表达性书写能改善压力下的不良心理,减少负面情绪困扰、忧郁症状,并增加主观幸福感,积极疏导并鼓励他们写下自己最深处的想法和感觉,以减少负面情绪困扰、忧郁症状,鼓励他们直面困难,满怀希望。对于有严重心理问题的,安排专业心理医生使用网络工具、心理热线电话或视频会议进行心理治疗,并组织动员心理咨询社会组织广泛参与,以尽量缓解他们的紧张情绪。

3. 信息公开 医务人员进入隔离病区工作,其家属对疫情相关的信息会更加重视,因此,医院宣传部及国家相关部门应采用网络平台及时发布疫情相关信息,缓解家属内心焦虑。

 ## 第三节 应急医院职工及后勤保障人员的人文关怀

新发突发传染病期间,应急医院职工不仅要承担日常医疗救治工作,也要积极抗疫,工作任务重、肩上压力大,大大增加了应急医院职工出现心理危机的风险。同时,在整个疫情防控过程中,后勤保障人员作为最坚实有力的后盾,不仅要全力做好医院卫生防疫,也要全力保障送餐服务、医院后勤维修、物资配送等事务,也会出现负性情绪和心理问题。因此,为提高应急医院职工和后勤保障人员的抗疫积极性,保障疫情防控效果,应加强人文关怀,凝聚抗疫力量。

一、应急医院职工的人文关怀

1. 需求评估 新发突发传染病发生后,应急医院可制订需求评估计划,对职工开展需求调研,了解职工的需求。必要时可采用心理评估量表,对职工的心理健康状况进行调研,根据量表数据评估需求。

2. 团队组建 应急医院要发动心理支持相关科室,组建应急医院职工关怀与支持服务团队,明确各部门、人员的职责分工与介入时机、路径,以便医院职工的支持服务可以迅速启动。

3. 信息宣传与告知 应急医院职工关怀与支持小组通过微信公众号和企业微信,每周定时为其推送心理科普知识和放松减压建议。并通过线上平台、新闻媒体宣传等多种形式,为其提供优质、综合的信息支持服务。

4. 政策与行为倡导 应急医院将需求评估的部分信息反馈给相关科室,从制度和流程上进行完善,如公布院内疫情防控具体举措,缓解其焦虑、恐慌情绪等。

5. 物质、精神慰问 应急医院职工关怀与支持小组积极连接、调配资源,为其提供送餐、打车、在线教育等服务,解除他们的后顾之忧;关心和慰问应急医院职工家属,并送上慰问信和慰问品。

6. 防护用品保障　疫情期间,要优先保障应急医院职工的防护用品,让其可以全身心投入抗疫支持工作中。同时,建立防护用品专人管理制度,杜绝浪费。

7. 积极呼吁　当应急医院大部分职工抽调到隔离病房,剩余职工不能维持日常医疗救治工作时,应积极请求上级领导对院内职工进行慰问,并派医务人员进行支援。

二、后勤保障人员的人文关怀

1. 分类管理　掌握后勤保障人员的信息,夯实人员管控一张网。通过心理调查问卷,了解和掌握其心理健康状况,根据所掌握的信息,做好人员分类管理。

2. 心理支持　建立心理援助咨询热线,提供不间断心理支持,为后勤保障人员解答各种情绪困惑,减缓个人压力,提高个人心理承受状态。对出现不良情绪的工作人员,认真倾听,分享内心感受,若不能缓解,则请精神科医生介入。

3. 落实培训　后勤保障人员对新发突发传染病了解较少,因此需通过多种培训形式开展相关知识与技能培训,确保培训效果。

4. 营造温馨舒适的环境　尽量为后勤保障人员提供住宿的地方,每日进行消毒,并签字记录;提供营养餐和增强抵抗力的药物;根据气候特点,可为其提供风扇、凉茶、空调、围巾、棉衣、羽绒背心等物品。

5. 加强自我防护　每日为后勤保障人员进行体温监测,建立日常健康状况监测档案;严格执行手卫生;规范穿戴防护用品。

6. 政策支持　新发突发传染病期间,后勤保障人员需进行物资配送、协助院区改造、设备维修等事务,应急医院应在不违反消毒隔离的原则下,尽量简化流程,保障工作效率最大化。

7. 典型宣传　积极主动宣传后勤保障人员正面典型,挖掘感人事迹,弘扬正能量,构建价值认同,提升其归属感、责任感和奉献精神,增强抗击疫情的勇气和信心,营造温暖、积极、健康、乐观、向上、和谐、稳定的医院抗疫氛围。

第四节　新发突发传染病住院患者及家属的人文关怀

一、新发突发传染病住院患者常见心理反应

患者在经历重大新发突发传染性疾病、遭遇精神创伤性事件后,易出现恐慌紧张、孤独无助、焦虑急躁、抑郁等心理状况,有的表现为分离性木僵、逃跑、情感暴发等,严重者会发生急性应激反应、创伤后应激障碍等,主要包括认知、情绪和意志行为变化的心理反应。

（一）认知功能变化

新发突发传染病住院患者因强烈应激和疾病本身（呼吸困难、缺氧等）的影响，可出现意识范围狭小，注意力狭窄或受损，记忆、思维、想象力减退等表现。如部分患者只关注与疫情相关的负面信息；有些患者病情已有所好转，却因某个生理指标的轻微改变而陷入对疾病的过度担心；有些患者反复回想亲人逝去的情景而无法摆脱。

（二）情绪反应

1. 焦虑　患者因等待检测结果、担心病情恶化、治疗效果不佳、与亲属失去联系等原因，易产生焦虑情绪。焦虑的生理反应为疲乏、失眠、多汗、心悸、胸闷等，部分患者可能因为胸闷等症状误以为病情加重，导致焦虑加剧。有些患者常伴有精神运动性不安，如来回踱步、坐立不安，出现无意识或刻板的小动作，如搓手、握拳等；有的患者则反复向医护人员确认检查报告、疾病信息或打听亲属近况。

2. 抑郁　患者突然被确诊为新发突发传染病，或多名亲属感染病毒住院或隔离，对治疗结局悲观，产生病耻感、负罪感、无力感，易出现抑郁反应。轻者出现自觉思维迟钝、四肢乏力、食欲缺乏、拒绝治疗甚至出走，或表现为多愁善感、以泪洗面、木僵等，严重者出现自伤、自杀行为。

3. 孤独　患者收治于新发突发传染病救治定点医院，与外界隔离，家属不能探视与陪伴，虽有同室病友但缺乏交流，甚至部分患者安置于单间病房，患者易出现孤独情绪，表现为表情呆滞，不与人目光接触，没有情感交流，对听觉、视觉刺激反应迟钝，如视而不见、听而不闻等。

4. 愤怒　患者愤怒往往是因为难以接受感染事实及其预后，对病情和治疗缺乏控制感，同时患者因隔离或病情容易产生愤怒情绪。

5. 恐惧　部分患者对新发突发传染病及其传染性等缺乏了解，且选择性关注疾病负面信息，易感到生命受到威胁，从而产生死亡恐惧感。

6. 绝望　部分患者病情较重，治疗效果差，甚至失去亲人等，产生绝望情绪，主要表现为不配合或拒绝各种治疗，自暴自弃甚至产生轻生念头。

（三）意志行为反应

1. 意志力减退　伴随认知、情绪反应，患者的外在行为也会发生变化，表现为意志力减弱，如病情稍有反复就会失去治疗的信心。

2. 依赖行为　自理能力下降，对医护人员的依赖性增强，若其需求得不到满足，易产生被遗弃感或自卑感。

3. 退化行为　患者表现出与其年龄、社会角色不相称的行为，如某些患者虽能自理，但还是不停按铃呼叫护士协助其翻身等。

4. 敌对与攻击行为　患者可能因新发突发传染病而产生敌意，责难、挑剔甚至攻击医护人员；也可能出现拒绝服药治疗，自行拔除输液管、引流管、氧气面罩等自我攻击情况。

5. 强迫行为　部分患者会出现强迫行为以获得安全感,如反复洗手、反复消毒或反复确认自己的治疗效果。

二、新发突发传染病住院患者心理护理

(一)新发突发传染病住院患者的心理筛查

筛查新发突发传染病住院患者的心理问题,可及时识别焦虑、抑郁等症状严重的患者,避免患者发生自伤、自杀等极端事件。

1. 筛查对象　对所有意识清楚能合作的入院新发突发传染病住院患者在24~72h内筛查其心理状况,重型、危重型患者则需酌情而定。

2. 筛查工具　可采用医院焦虑抑郁量表(Hospital Anxiety and Depression Scale,HADS)进行住院患者焦虑抑郁情绪的筛查。HADS量表共14个条目,每个条目共4个选项,分别记为0~3分,有6个条目为反向计分。焦虑和抑郁得分在0~7分属无症状,8~10分属症状可疑,11~21分属肯定存在症状。

3. 筛查流程　包括以下5个步骤:①患者入院时,护士主动热情接待患者,介绍自己、管床医生、护士长、病房环境与设施等。②运用各种沟通技巧,如倾听、提问、澄清、肢体语言等进行有效地沟通,取得患者的信任,建立良好护患关系。③指导患者自评HADS量表;对年龄较大或文化程度较低者,由护士辅助患者完成心理筛查。④综合分析对患者观察、询问和量化评估的结果,获得对患者心理状态适宜或存在问题的结论。⑤对心理状态适宜的患者,筛查即完成;对心理状态存在问题的患者,则需进一步深入评估其心理状态。

(二)新发突发传染病住院患者的心理评估

在条件许可情况下,深入评估患者存在心理问题的性质、程度及其原因,为实施心理护理提供依据。

1. 评估对象　包括入院阶段存在心理问题的患者(HADS筛查评分≥8分),也包括初入院筛查心理状态适宜,但在其后治疗阶段因各种因素引起心理问题的患者。

2. 评估工具　可采用4种工具。①患者健康问卷(Patient Health Questionnaire,PHQ-9):由9个条目组成,每个条目计0~3分,总分0~27分。0~4分无抑郁症状,5~9分为轻度抑郁症状,10~14分为中度抑郁症状,15~19分为中重度抑郁症状,20~27分为重度抑郁症状。其中条目9单项为阳性者即患者存在自杀风险。②广泛性焦虑量表(Generalized Anxiety Disorder,GAD-7):由7个条目组成,每个条目计0~3分,总分0~21分。0~4分为正常,5~9分为轻度焦虑症状,10~14分为中度焦虑症状,15~21分为重度焦虑症状。③匹兹堡睡眠质量指数(Pittsburgh Sleep Quality Index,PSQI)量表:用于评定最近1个月的睡眠质量。由19个自评和5个他评条目构成,其中第19个自评条目和5个他评条目不参与计分,18个自评条目参与计分。18个条目组成7个因子,每个因子按0~3级计分,PSQI总分范围为0~21分,得分越高,表示睡眠质量越差。④创伤后应激障碍量表平民版(PTSD Checklist-Civilian

Version,PCL-C):由创伤经历反复重现反应(条目 1~5)、回避反应(条目 6~12)与警觉性增高反应(条目 13~17)3 个维度 17 个条目组成。每个条目由 5 个等级组成,"一点也不"计 1分,"极度的"计 5 分。总分 17~85 分,分数越高,提示创伤后应激障碍发生的可能性越大。必要时可使用该症状清单评估患者的应激障碍反应状况。

3. 评估流程 包括 5 个步骤:①在条件许可前提下,保持病房环境安静,保护患者隐私,向患者解释心理评估的目的及注意事项,取得患者同意。②指导患者采用 PHQ-9 及GAD-7 表进行自评,对年龄较大或文化程度较低者,由护士辅助完成心理评估。建议在条件允许情况下,对有睡眠困难、中重度焦虑及抑郁的患者采用 PSQI 及 PCL-C 评估患者睡眠质量及创伤后应激障碍。③根据测评结果,判断患者是否存在焦虑和抑郁情绪,并确定患者焦虑、抑郁的程度。④对 PHQ-9≥9 分、GAD-7≥10 分的中度抑郁、焦虑患者,进一步评估其精神障碍疾病史、现用药物对神经系统的影响和潜在风险、患者与他人的关系(配偶或家庭亲密成员)、经济状态、身体症状(呼吸困难、食欲缺乏、味觉丧失、失眠等)给患者带来的困扰等。⑤对 PHQ-9≥15 分、GAD-7≥15 分的中重度抑郁、重焦虑患者、PHQ-9 条目 9 单项阳性者,这 4 项中符合任意 1 项,则需进一步评估其自杀风险,包括患者精神疾病病史、自杀未遂史、既往出现自杀企图以及家庭一级亲属自杀家族史。

(三)新发突发传染病住院患者心理干预技术

适用于意识清楚能合作的所有新发突发传染病住院患者。

1. 倾听 主要措施为:①尽量选择安静场所,与患者正面对坐,视线保持同一水平,鼓励患者表达内心感受,倾听其心声。②倾听时,保持目光接触,适时给予回应,如点头或"嗯"等,表达对患者的理解和接纳,使其放松心情。③理解患者出现情绪反应属于正常的应激反应,做到事先有准备,不被患者的愤怒或攻击行为所影响。④对没有听懂的地方要及时沟通或复述确认,避免造成误解。在患者倾诉完毕之前,不要急于发表观点,不做价值评判。

2. 共情 主要措施为:①应站在患者角度换位思考,为其行为寻找合理性。②最大限度地理解并深入到患者内心去体验其情感与思维。③准确地向患者表达护士对他/她的理解,让患者感到自己被关注、被理解、被接纳。④及时给予患者语言和非语言的反馈。⑤护士适度共情,并把握共情时机。

3. 信息支持 主要措施为:①评估患者已有信息水平及接受信息能力。②运用多种方式对患者进行新发突发传染病相关知识宣教,降低患者对疾病的不确定感。③解释隔离治疗的重要性和必要性,引导患者关注正面信息。④为患者提供官方心理援助热线、网上心理疏导专线等支持性资源。

4. 情感支持 主要措施为:①及时察觉患者情感支持需求,如患者情绪低落、独自流泪、有倾诉意愿时等,鼓励患者情感表达。②接纳患者的情感,对患者的任何想法和情绪均不排斥或否定。③通过目光接触、点头、拍肩、握手甚至拥抱等非语言行为,提供情感支持。

5. 社会支持　主要措施为:①帮助患者了解其患病亲属去向与近况。②协助患者通过手机以视频、音频等方式与亲属进行联系沟通。③对有亲属关系的患者,如病情允许,尽量协调到同科室或同病房居住,便于互相照顾和陪伴。④在患者许可的情况下,联系患者其他亲属或其社区人员帮助处理患者家庭事务,如照料老人、孩子或宠物等。

6. 其他心理干预技术

(1)放松训练疗法:包括胸、腹式呼吸放松技术、渐进性肌肉放松技术等。腹式呼吸放松术操作步骤:①指导患者取舒适体位,放松身体,调匀呼吸。②左手放在腹部肚脐,右手放在胸部,观察自然呼吸一段时间。③吸气时,闭口用鼻子深长而缓慢吸气,腹部慢慢鼓起,胸部保持不动,肩膀不能抬,全身放松。④呼气时,气流从口中缓慢呼出,最大限度地向内收缩腹部,胸部保持不动。⑤控制好呼吸时间,一呼一吸掌握在 15s 左右,即深吸气(鼓起肚子)3~5s,屏息 1s,然后慢呼气(回缩肚子)3~5s,屏息 1s。注意不要过分追求时间长度,并不是越长越好。⑥每日 1~2 次,每次 5~15min。

(2)正念冥想疗法:主要措施为,①尽量保持病房安静,调节适宜温度,患者穿着舒适衣物,选择舒适体位,身处舒适环境,如双腿交叉坐在床上,或坐在带有靠背的椅子上。②患者选择一个可以注意的对象,如自己的鼻端或者苹果等物品。③进行简单的腹部呼吸放松练习(不超过 1min)。专注于呼吸,感受腹部的起伏,或鼻腔内外的空气流动。④调整呼吸,将注意力集中于所选择的注意对象。⑤无论头脑中出现什么想法,都不用担心,只需要将注意力简单地返回到注意对象上,不做任何评判。训练 10~15min 后,静静地休息 1~2min。⑥将正念冥想融入日常生活中,如洗手、行走、进餐等,10~20min/ 次,1 次 /d。

(3)艺术疗法:主要方式有①音乐疗法:根据不同的患者选择合适的音乐,如抑郁悲伤的患者宜选择愉悦舒心的音乐,紧张焦虑的患者宜选择温馨放松的音乐,临终患者宜选择安详的音乐。②绘画疗法:包括自由绘画、填充涂色等。选择安静舒适的环境,患者自由绘画或自行选取自己喜欢的图案填色。③其他:组织患者开展其他艺术活动,如编织花束、千纸鹤、写送祝福语、吟唱诗歌,或在病房及走廊张贴励志性语言或漫画等,营造轻松温馨的氛围,增强患者战胜疾病的信心和勇气。

(4)运动疗法:主要形式和时段如下,①护士拍摄或下载适合康复期患者锻炼的健康操、八段锦、五禽戏、太极拳等视频。②在早晨、午后、睡前等时间,在病房播放视频,或由护士带领同一病房的患者锻炼,提高患者意志行为,帮助其转移对疾病的注意力,缓解焦虑抑郁情绪,提高机体免疫力,促进康复。

(四)新发突发传染病患者心理护理后再评估

患者出院前使用 HADS 再评估。若患者住院期间病情及情绪发生变化,护士动态观察患者心理状态,及时评估并干预,了解心理干预后的效果。

(五)新发突发传染病住院患者转介

如以上心理干预措施仍不能缓解患者的精神心理问题,且患者出现严重精神心理症状,须请精神科会诊或将患者转介至心理治疗师或精神科医生进一步治疗。

（六）新发突发传染病出院患者心理护理随访

随访时间为出院后第 7~14 天，应避开患者休息时间。随访者应热情礼貌，注意沟通技巧。关心患者心理与疾病恢复情况，采用 HADS 评估其心理健康状况及严重程度，并提供心理支持与健康指导服务，告知注意事项。

（七）新发突发传染病特殊住院患者的心理护理

1. 睡眠障碍患者　睡眠障碍是焦虑和抑郁的常见症状，在老年患者中较突出，睡眠情况可采用 PSQI 量表评估。对伴有睡眠障碍的患者可采取以下措施：①分析患者失眠的主要原因，如睡眠障碍类型、有无精神疾病、使用药物情况及环境因素等。②控制患者失眠的主要原因，如疼痛、异常血压、异常血糖等躯体症状。③帮助患者调整生活习惯，如固定作息时间，睡前避免饮用浓茶、咖啡等。④鼓励患者进行康复锻炼，如健身操等，减少白天卧床时间。⑤指导患者正念冥想和放松训练，提高睡眠质量。⑥根据医嘱，酌情使用镇静催眠药物。

2. 丧亲患者　部分患者出现家族聚集性感染，其家庭成员因新发突发传染病离世，加之患者本人感染新发突发传染病，可能出现不同程度的哀伤反应。对其实施心理护理可从以下方面着手：①倾听患者对其处境和疫情的感受、观点及期待；收集患者的家庭、社会信息等。②鼓励患者通过倾诉、哭泣，宣泄其痛苦、悲伤情绪，对患者实施哀伤辅导，帮助其面对现实。③为患者寻求其他家庭成员支持，可通过视频、电话等方式与其家人沟通，引导患者及家庭成员说出各自的想法，表达对亲人的爱，建立联系和希望。④协助患者完成对失去的亲人做最后的道爱、道谢、道歉、道别。

3. 自杀倾向患者　患者面对呼吸困难等不适躯体症状、新发突发传染病所致恐惧、可能遭受的歧视、陌生的住院环境、亲人离世的哀痛等情况，部分患者易出现自杀倾向。针对此类患者的主要心理护理措施如下：①设专人守护，避免住单人病房，做好交接班。②运用倾听、共情等方法对患者实施心理评估与干预。③评估病房环境，包括窗户、刀具、绳索、药品等危险因素，加强病房安全管理，防范患者自伤、自杀等安全不良事件的发生。④与患者共同商讨并制订心理危机应对计划，缓解患者的心理应激状况。⑤为患者提供持续的心理支持与人文关怀。⑥及时转介有严重精神心理障碍的患者。

4. 临终患者　若患者因多器官功能衰竭等处于临终状态，应从其身心社灵层面实施安宁疗护。①配合医疗救治，尽可能缓解患者的呼吸困难等不适症状。②评估患者的临终需求，在患者神志尚清楚时，帮助其记录和转达想要表达的重要事宜。包括帮助患者与其亲属视频或电话连线、保管好患者私人物品并转交其亲属等。③为患者提供相对独立安静空间，保持患者卧位舒适，身体清洁，维护患者尊严等。④为有需求的患者提供喜欢的食物、音乐、衣服等。⑤为患者提供情感支持，陪伴在患者身边，认同患者的感受，不回避与患者探讨死亡问题，减少患者对死亡的恐惧，给予患者安宁感。

三、新发突发传染病患者家属的人文关怀

新发突发传染病期间,病房采用全封闭式管理,家属无法亲自照顾患者,担心患者日常生活,易产生紧张不安、焦虑、恐慌等不良心理,医护人员可通过网络平台向患者家属推送有关新发突发传染病的病因、常见类型、注意事项、家属自我防护、自我监测方法的相关知识,缓解家属负性情绪。同时根据国家政策和疫情形势,将疫情的最新进展及时发布。

附　　录

 附录 1　发热门诊护理质控检查表

地点：　　　　　　质控者：　　　　　　时间：

序号	质量标准	质控方法	存在问题	改进措施	备注
1	发热门诊标识醒目,设独立出入口				
2	发热门诊划分为三区,各区和通道出入口设有醒目标识,不共用通道并设严密物理隔断,相互无交叉,人流、物流、空气流严格物理隔离。缓冲间房门密闭性好、彼此错开,且有醒目标识,确保缓冲间房门不同时开启				
3	发热门诊设备配置符合要求,物资设备按要求清点并记录				
4	发热门诊工作护理人员须接受专门培训,内容及时更新。理论及操作考核合格后方可上岗。培训有记录、考核有成绩				
5	按防护级别要求正确穿戴防护用品				
6	工作人员每天做好健康监测,记录有无发热、咳嗽、乏力、腹泻、肌肉酸痛、结膜炎等不适情况,有问题及时上报				
7	每日清点防护用品库存数量,并上报发热门诊防护用品使用及库存情况				
8	严格执行手卫生(手卫生方法选择、时机、时长)				
9	专职人员进行预检分诊,对所有患者及陪同人员测量体温、询问流行病学史和症状等,将患者合理有序分诊至不同的就诊区域(或诊室),并做好发热患者闭环管理				

续表

地点：	质控者：	时间：			
序号	质量标准	质控方法	存在问题	改进措施	备注
10	就诊时严格实行"一医一患一诊室"，在不影响正常诊疗工作前提下，应当保持至少 1m 的社交距离。患者均应佩戴医用外科口罩，门诊入口处张贴宣传教育海报或提供宣传教育手册				
11	诊疗物品专室专用，患者使用过的血压计、听诊器、血氧仪一用一消毒，建议采用消毒湿巾或 75% 乙醇消毒				
12	严格落实消毒隔离制度，落实物体表面清洁消毒工作并记录				
13	督导保洁员正确配制消毒剂浓度并实施所有区域的地面消毒等。建立督查表，每日检查				
14	医疗废物的处置符合规范				

附录 2   留观病房护理质控检查表

地点：	质控者：	时间：			
序号	质量标准	质控方法	存在问题	改进措施	备注
1	诊断不明或暂不能排除新发突发传染病的患者，立即安排单间隔离观察，不得外出，避免失联；不设陪护，禁止探视				
2	密切观察患者意识、面色、口唇、甲床、呼吸、血氧饱和度、心率、体温等，必要时实施心电监护				
3	根据病情进行发热、输液、用药、氧疗等护理并做好相应记录				
4	配合医生实施急危重症抢救及突发意外状况处理。死亡患者的遗体视其疾病情况予妥善处置				
5	主动关心、询问患者需求，并尽量提供所需帮助和生活照顾；对有焦虑、恐惧等状况的患者，给予心理安抚与疏导；必要时适时陪伴				

续表

地点：	质控者：		时间：			
序号	质量标准	质控方法	存在问题	改进措施	备注
6	对疑似患者以及确诊患者,及时配合转运至定点医院治疗。转运时应使用负压救护车或专用转运车,备齐抢救物品,按指定路线和指定电梯进行转运,医务人员和救护车司机按要求防护				
7	按防护级别要求正确穿戴防护用品。护理人员穿脱防护用品设专人督导,防护服或外层隔离衣书写或粘贴姓名、岗位				
8	每日清点防护用品库存数量,并上报防护用品使用及库存情况				
9	严格落实手卫生,落实消毒隔离制度,至少每4h落实病区物体表面等消毒与清洁工作并记录				
10	严格落实终末消毒				
11	建立督查表,每日检查,督导保洁员正确配制消毒剂浓度并实施所有区域的地面消毒等				
12	医疗废物处置符合规范				

附录3　隔离病区的护理质控检查表

地点：	质控者：		时间：			
序号	质量标准	质控方法	存在问题	改进措施	备注
1	隔离病区护理人员均须接受专门培训,内容包括新发突发传染病治疗及护理要点、个人安全防护、隔离病房的工作流程及职责、消毒隔离制度及医疗废物管理、职业暴露的处理、标本的采集及转运等。相应内容及时更新并全员覆盖。培训考核合格后方可上岗				
2	按照岗位管理制度依据能级对应原则合理排班,明确岗位职责				
3	实施责任制整体护理,掌握患者病情,及时观察病情变化,做好风险评估及防范措施落实,保证患者安全				

地点：	质控者：		时间：			
序号	质量标准	质控方法	存在问题	改进措施	备注
4	体温单绘制正确、及时规范,血压、血氧饱和度、出入量等记录准确、规范				
5	各种抢救仪器设备、物品、药品及防护物资完好备用,定人保管、定点放置、账目清晰				
6	落实基础护理,加强重症患者护理,规范高流量吸氧、机械通气、俯卧位通气治疗、ECMO 治疗等;俯卧位通气时间和卧位符合规范				
7	身份识别制度与查对制度落实有效				
8	与患者沟通良好,执行患者心理护理,体现人文关怀				
9	责任护士依照各项工作制度及流程开展工作				
10	做好个人防护,根据暴露风险和开展的诊疗操作,正确合理使用个人防护用品,避免过度防护;穿脱防护用品落实监督机制				
11	严格落实消毒隔离制度,至少每 4h 落实病区物体表面等消毒与清洁工作并记录				
12	隔离病区指定区域温湿度符合要求,记录完整				
13	严格执行手卫生(手卫生方法选择、时机、时长)				
14	清洁工具不混用,清洁区环境整洁、人员无聚集				
15	出院患者终末消毒落实有效,符合规范				
16	医疗废物处置符合规范				
17	健康宣教落实到位(如疾病相关知识、防控、活动与饮食等)				
18	工作人员每天至少进行 1 次健康监测,记录有无发热、咳嗽、乏力、腹泻、肌肉酸痛、结膜炎等不适情况。如有不适及时上报主管部门,护士长做好备班管理				

附录4　新发突发传染病患者特级护理质量评价标准

检查部门：　　　　　　受检科室：　　　　　　检查日期：　　　　　　检查人：

检查项目	科室及结果	住院号及结果				
1. 人员培训						
对护理人员进行新发突发传染病相关疾病知识培训						
对护理人员进行医院感染预防管理相关知识的培训						
对医务人员进行俯卧位通气相关知识培训						
急救知识和技术、特殊治疗护理培训						
2. 基础护理						
帮助患者面部清洁						
必要时帮助患者床上洗头						
必要时帮助患者床上温水擦浴						
帮助男性患者剃胡须						
帮助患者清洁口腔						
帮助患者清洁会阴部						
需要时帮助失禁患者清洁肛周						
帮助患者清洁手/足部						
需要时帮助/协助患者剪指/趾甲						
需要时协助患者更换衣服						
更换床单及时,患者床单整洁、无污渍						
需要时协助非禁食患者进食/水						
帮助/协助患者正确床上移动						
护理人员知晓功能位相关知识						
患者肢体保持功能位						
按要求时间帮助/协助翻身						
帮助/协助患者翻身方法正确,且体位符合治疗要求						
3. 评估及病情观察						
患者入院时评估患者生命体征、氧饱和度、症状体征及影像学特征等						

续表

检查部门：	受检科室：	检查日期：	检查人：				
检查项目	科室及结果	住院号及结果					
专人守护患者							
根据患者病情及医嘱监测体温、脉搏、呼吸、血压、脉氧饱和度、意识状态等							
评估患者病情及安全风险（改良早期预警评分、压力性损伤、疼痛、静脉血栓栓塞症、跌倒、非计划拔管、感染等）							
根据评估风险等级制订相关的护理措施							
病情变化需再次评估							
动态评估护理措施的落实和效果并及时调整							
根据医嘱记录出入量							
责任护士掌握患者主要病情							
责任护士掌握患者主要治疗措施							
责任护士掌握患者主要护理问题及措施							
责任护士了解患者睡眠及排泄状况							
责任护士了解患者心理状态并给予疏导							
4. 专科护理							
根据患者病情及护理评估结果，采取针对性护理措施，体现专科特点							
患者各种管路（包括人工气道、胃管、胃肠减压管、尿管及各类引流管）有标识，妥善固定，保持通畅，无打折、扭曲							
责任护士知晓患者各种管路的观察要点，护理要点并落实							
护理操作符合规范，严格执行院感措施							
规范执行输血技术							
各项护理措施有效果评价并记录							
治疗处置过程中患者隐私保护到位							
责任护士掌握患者潜在危险及并发症，落实防范措施							
患者卧位安全且符合病情需要							
需要时帮助 / 协助患者叩背，且方法正确							
需要时指导患者有效咳嗽							
严格交接班，交班内容重点突出							

检查部门：	受检科室：	检查日期：	检查人：			
检查项目	科室及结果	住院号及结果				
对呼吸机相关肺炎发病率分析与改进						
对中心静脉置管相关血流感染发生率分析与改进						
对留置导尿管相关泌尿系感染发病率分析与改进						
5. 俯卧位管理						
根据患者病情及医嘱采取俯卧位或高侧卧位等体位						
交替抬起受压部位,活动受限患者至少 2h 翻身 1 次或根据患者病情和减压工具使用情况定时翻身						
体位变换时观察皮肤情况						
面部等受压部位有保护措施						
使用敷料保护的部位敷料无破损、移位等						
及时清理口、鼻部及气道分泌物,局部无潮湿						
受压部位无压力性损伤发生						
6. 用药护理						
遵医嘱为患者提供正确、规范的药物治疗						
输液滴速与患者病情或医嘱要求相符						
观察患者治疗及用药反应并记录						
使用糖皮质激素患者观察血糖变化及有无消化道出血症状						
皮下注射抗凝药物手法正确并观察患者有无皮下出血现象						
注射各类胰岛素时间准确,糖尿病相关知识宣教到位						
使用退热药物后观察患者出汗情况避免脱水并协助患者及时更换潮湿衣物						
7. 营养支持						
责任护士知晓患者适宜的饮食						
关注患者体重、进食量 / 营养液入量、白蛋白等指标变化情况						
指导患者进食优质蛋白及维生素						
正确执行营养支持医嘱,并观察治疗效果						

续表

检查项目	科室及结果	住院号及结果				
检查部门：　　　　受检科室：　　　　检查日期：　　　　检查人：						
8. 健康指导						
根据患者病情及需求制订健康教育计划						
患者接受有创护理操作前告知患者治疗目的及注意事项，并履行书面同意手续						
患者接受保护性约束前告知患者目的及注意事项，并履行书面同意手续						
根据患者需求开展多种形式（个性化指导、文字宣传、视频宣传等）的健康指导						
告知患者适宜的饮食活动及注意事项						
告知患者药物治疗目的及注意事项						
告知患者特殊检查前后的注意事项						
告知患者护理和康复措施						
告知患者出院后工作及生活注意事项						
9. 护理级别符合患者病情等级及自理能力等级						
接受检查者签名						

注：能正确执行者于检查结果栏内"√"表示；不符合要求在检查结果栏内"×"表示；不涉及该项目在检查结果栏内"NA"表示。

附录 5　新发突发传染病患者一级护理质量评价标准

检查项目	科室及结果	住院号及结果				
检查部门：　　　　受检科室：　　　　检查日期：　　　　检查人：						
1. 人员培训						
对护理人员进行新发突发传染病相关疾病知识培训						
对护理人员进行医院感染预防管理相关知识的培训						
对医务人员进行俯卧位通气相关知识培训						
急救知识和技术、特殊治疗护理培训						

检查部门：	受检科室：	检查日期：	检查人：			
检查项目	科室及结果	住院号及结果				
2. 基础护理						
需要时帮助/协助患者面部清洁						
需要时帮助/协助患者整理头发						
需要时帮助/协助患者床上洗头						
需要时帮助/协助患者床上温水擦浴						
需要时帮助/协助男性患者剃胡须						
需要时帮助/协助患者清洁口腔						
需要时帮助/协助患者清洁会阴部						
需要时协助非禁食患者进食/饮水						
需要时协助患者更换衣服						
需要时帮助/协助患者剪指/趾甲						
更换床单及时，患者床单整洁、无污渍						
帮助/协助患者正确床上移动						
护理人员知晓功能位相关知识						
患者肢体保持功能位						
按要求时间帮助/协助翻身						
帮助/协助患者翻身方法正确，体位符合治疗要求						
3. 评估及病情观察						
患者入院时评估患者生命体征、氧饱和度、症状体征及影像学特征等						
每小时巡视患者						
根据患者病情及医嘱监测体温、脉搏、呼吸、血压、脉氧饱和度、意识状态等						
评估患者病情及安全风险（改良早期预警评分、压力性损伤、疼痛、静脉血栓栓塞症、跌倒、非计划拔管、感染等）						
根据评估风险等级制订相关的护理措施						
病情变化需再次评估						
动态评估护理措施的落实和效果并及时调整						
根据医嘱记录出入量						

续表

检查项目	科室及结果	住院号及结果			
检查部门：　　　　受检科室：　　　　检查日期：　　　　检查人：					
责任护士掌握患者主要病情					
责任护士掌握患者主要治疗措施					
责任护士掌握患者主要护理问题及措施					
责任护士了解患者睡眠及排泄状况					
责任护士了解患者心理状态并给予疏导					
4. 专科护理					
根据患者病情及护理评估结果,采取针对性护理措施,体现专科特点					
各项护理措施有效果评价并记录					
治疗处置过程中患者隐私保护到位					
责任护士掌握患者潜在危险及预防措施					
患者卧位安全,符合病情需要					
需要时帮助/协助患者叩背,且方法正确					
需要时指导患者有效咳嗽					
严格交接班,交班内容重点突出					
5. 俯卧位管理					
根据患者病情及医嘱采取俯卧位或高侧卧位等体位					
交替抬起受压部位,活动受限患者至少 2h 翻身 1 次或根据患者病情和减压工具使用情况定时翻身					
体位变换时观察皮肤情况					
面部等受压部位有保护措施					
使用敷料保护的部位敷料无破损、移位等					
及时清理口、鼻部及气道分泌物,局部无潮湿					
受压部位无压力性损伤发生					
6. 用药护理					
遵医嘱为患者提供正确、规范的药物治疗					
输液滴速与患者病情或医嘱要求相符					
观察患者治疗及用药反应并记录					

续表

检查部门： 受检科室： 检查日期： 检查人：						
检查项目	科室及结果	住院号及结果				
使用糖皮质激素患者观察血糖变化及有无消化道出血症状						
皮下注射抗凝药物手法正确并观察患者有无皮下出血						
注射各类胰岛素时间准确,糖尿病相关知识宣教到位						
使用退热药物后观察患者出汗情况,避免脱水,并协助患者及时更换潮湿衣物						
7. 营养支持						
责任护士知晓患者适宜的饮食						
关注患者体重、进食量/营养液入量、白蛋白等指标变化情况						
指导患者进食优质蛋白及维生素						
正确执行营养支持医嘱,并观察治疗效果						
8. 健康指导						
根据患者病情及需求制订健康教育计划						
患者接受有创护理操作前告知患者治疗目的及注意事项,并履行书面同意手续						
患者接受保护性约束前告知患者目的及注意事项,并履行书面同意手续						
根据患者需求开展多种形式(个性化指导、文字宣传、视频宣传等)的健康指导						
告知患者适宜的饮食、活动及注意事项						
告知患者药物治疗目的及注意事项						
告知患者特殊检查前后的注意事项						
告知患者护理和康复措施						
告知患者出院后工作及生活注意事项						
9. 护理级别符合患者病情等级及自理能力等级						
接受检查者签名						

注:能正确执行者于检查结果栏内"√"表示;不符合要求在检查结果栏内"×"表示;不涉及该项目在检查结果栏内"NA"表示。

附录 6　隔离病区清洁区所需基础物资及设施设备

区域	所需基础物资及设施设备
医生、护士值班室	高低床、空气消毒机、床垫、棉絮＋垫絮＋枕芯、床单＋被套＋枕套、储物柜、吹风机、插线板、电热毯、脚踏生活垃圾桶
活动室	桌子、板凳、脚踏生活垃圾桶
洗涤间	拖把桶＋拖把、水盆、毛巾、含氯消毒片、含氯消毒剂浓度测试纸、挂钩、黑色垃圾袋、脚踏生活垃圾桶
配餐间	饮水设备、冰箱、微波炉
过道	储物柜、鞋柜、挂钩、清洁区清洁消毒登记本、空气消毒机、鞋子（清洁区专用鞋、外出专用鞋）、脚踏生活垃圾桶
晾晒间	拖鞋晾晒架、拖鞋烘干机、洗衣机、晾衣架
卫生间、洗澡间	储物柜/衣物架、洗发露、沐浴液、毛巾架、挂钩、隔帘（必要时）、防滑垫（必要时）、脚踏生活垃圾桶

附录 7　隔离病区潜在污染区所需基础物资及设施设备

区域	所需基础物资及设施设备
护士站	**信息设备：** 呼叫装置、电子白板、电话机、监控设备（环境区域）、中央监护系统、电脑、打印机（条码打印机、A4 彩色打印机）、移动护理 PDA（有条件的医院）、对讲机（或医护对讲系统）、工作专用手机、网线接口（内网）、电话插口（内线） **办公用品：** 办公桌、办公椅、电脑、病历车＋病历夹、订书机＋钉（大、中号）、回形针、长尾夹（大、中、小号）、固体胶、中性笔（红、墨、蓝）、铅笔、橡皮、A4 文件夹（拉杆式）、文件夹架（页）、文件盒（夹）、检查器具收纳盒、插线板、挂钟、文件柜、病人一览表（卡）、卡纸（绿、粉、红）、白板笔（红、黑）、钥匙收纳盘、储物柜 **各种登记表（本）：** 查对登记本、常规消毒登记本、治疗室温湿度登记本、终末消毒登记本、急救及一般医用设备使用登记表、急救及常用医疗设备使用登记本、仪器登记本、备用药品交接本、清洁区日常消毒登记本、冰箱温度登记本、工作鞋浸泡登记本、监督岗登记本、内走廊交接本、抢救车

区域	所需基础物资及设施设备
护士站	交接本、床单被套浸泡交接本、运送标本交接本、出院患者证件登记本、血糖仪校验登记本、医废交接登记本、入院告知书、病房每日报表、患者出院表、工作人员体温检测登记本、点餐交接记录本（患者、工作人员）、入境人员登记本 其他： 脚踏医疗废物垃圾桶、手消毒液、洗手液、防护面屏、应急照明设备、辅助逃生设施
医生办公室	办公桌、办公椅、电脑、打印机（条码打印机、A4彩色打印机）、医用读片灯、脚踏医疗废物垃圾桶、对讲机、手消毒液、洗手液
治疗准备室	配液操作柜： 生理盐水（100ml、250ml、500ml）、5%葡萄糖注射液（100ml、250ml、500ml）、葡萄糖氯化钠注射液500ml、灭菌注射用水、治疗盘+弯盘+消毒架、一次性注射器（1ml、2ml、5ml、10ml、20ml、50ml）、一次性医用输液管、一次性使用输血器、砂轮 其他： 冰箱+温度计、治疗车、利器盒、温湿度计、大号脚踏医疗废物垃圾桶、高危药品柜
治疗室	仪器柜： 心电监护仪、输液泵、注射泵、雾化器、电子血压计、水银血压计、血氧仪、血糖仪、血糖试纸+血糖针、体温计、体温枪、听诊器、中心负压吸痰器（套+负压表）、吸痰器（电动）、备用吸痰盘、除颤仪、氧气面罩 口服药柜： 口服药车、收纳筐、口服药袋 洗手台： 七步洗手法标识、擦手纸+盒子、手消毒液+架子、洗手液+架子 其他： 脚踏医疗废物垃圾桶、毛巾、水盆、含氯消毒片、含氯消毒剂浓度测试纸
过道	治疗车、挂钩、氧气筒、氧气筒标识（空、满）、门禁卡
清洗间	水桶、拖把桶+拖把、水盆、含氯消毒片、含氯消毒剂浓度测试纸、黄色医疗垃圾袋（中、大号）、毛巾、挂钩

 ## 附录8　不同级别穿脱区域所需基础物品及设施设备

区域	所需基础物品及设施设备
穿工作服区域	储物柜、一次性使用医用帽、医用外科口罩、洗手衣、工作服、鞋柜、手术室拖鞋、洗手液、手消毒液、擦手纸、防护服穿脱流程图、一次性隔离衣、医用防护鞋套、挂钩、脚踏医疗废物垃圾桶、黄色医疗垃圾袋

续表

区域	所需基础物品及设施设备
穿防护服区域	储物柜、桌子、板凳、防护服、医用防护鞋套/靴套、一次性外科乳胶手套、隔离衣、医用护目镜、防护面屏、医用防护口罩、一次性使用医用帽、防雾剂、穿衣镜、手消毒液、洗手液、擦手纸+盒子、七步洗手法标识、穿防护服流程图、脚踏医疗废物垃圾桶、黄色医疗垃圾袋、医用正压防护头罩、正压呼吸器主机、正压呼吸器连接管、过滤膜、测压器
脱防护服区域（二脱）	桌子、大号脚踏医疗废物垃圾桶、黄色医疗垃圾袋、扎带、对讲机、穿衣镜、手消毒液+架子、洗手液+架子、擦手纸+盒子、七步洗手法标识、脱防护服流程图、含氯消毒片、含氯消毒剂浓度测试纸、拖把桶+拖把、毛巾、水盆、储物柜、门禁卡
脱防护服区域（一脱）	桌子、板凳、大号医疗废物垃圾桶、黄色医疗垃圾袋、扎带、对讲机、手消毒液+架子、洗手流程图、脱防护服流程图、消毒柜、含氯消毒片、含氯消毒剂浓度测试纸、拖把桶+拖把、毛巾、水盆、门禁卡、穿衣镜、消毒柜、储物柜

附录 9　内外走廊所需基础物品及设施设备

区域	所需基础物品及设施设备
内走廊	储物柜、对讲机、治疗车、空气消毒机、隔离衣、医用护目镜、防护面屏、一次性外科乳胶手套、医用防护口罩、医用外科口罩、内走廊防护用品使用/交接登记本、门禁卡
外走廊	基础物品： 治疗车、治疗盘+弯盘+消毒架、脚踏医疗废物垃圾桶、利器盒、体重秤、桌子、门禁卡、对讲机、手消毒液、插线板、资料架 急救设备： 氧气袋、应急照明设备、电源线、抢救车药品（详见急救药品清单） 物品柜（治疗类）： 病毒采样管、血气针、采血针、采血管（黄、紫、灰、绿、蓝、红短）、离心管、标本袋、大小便杯、压脉带、棉签、安尔碘、乙醇、一次性注射器（1、2、5、10、20ml）、静脉留置针、留置针敷贴、胶布、纱布、氧气管、湿化器、氧气面罩、输液器、一次性外科乳胶手套、腕带、心电监护仪、氧气流量表（中心）、氧气流量表（桶装氧）、手消毒液、75% 乙醇 物品柜（患者用物）： 病员服、床垫、棉絮+垫絮+枕芯、床单+被套+枕套、床罩、牙刷、牙膏、毛巾、纸杯、卫生纸、拖鞋、脚踏医疗废物垃圾桶 杂物柜： 黄色医疗垃圾袋、扎带、剪刀、透明胶带、指甲剪、吹风机、中性笔（红、墨、蓝）、记号笔、印泥、标识（复阳、确诊、无症状）、特殊垃圾标签

附录 10　病房所需基础物品及设施设备

区域	所需基础物品及设施设备
房间	床单位： 床、呼叫装置、床头牌、床头柜、床旁椅（凳）、床垫、棉絮＋垫絮＋枕芯、床单＋被套＋枕套、大单（或床罩）、橡胶单、中单、尿垫、病员服、监护仪、吸氧设备 其他： 监控摄像头、订餐方式图、电水壶、脚踏医疗废物垃圾桶、手消毒液架、手消毒液、应急照明设备、毛巾、水盆、拖鞋、漱口杯、牙膏、牙刷、洗发露、沐浴液
卫生间	挂钩、拖把桶＋拖把、脚踏医疗废物垃圾桶、毛巾、含氯消毒片、含氯消毒剂浓度测试纸、拉线式报警器

附录 11　隔离病房其他区域所需基础物品及设施设备

区域	所需基础物品及设施设备
传递间	桌子、收纳筐、门禁卡、手消毒液
消毒间	带盖收纳箱、臭氧消毒机、桌子、储物柜
洗涤间	洗衣机、排拖、拖把桶＋拖把、毛巾、水盆、水桶、扫帚＋簸箕、含氯消毒片、含氯消毒剂浓度测试纸、挂钩、床单被套浸泡登记交接本、储物柜
配餐间	微波炉、开水机
处置间	脚踏医疗废物垃圾桶、特殊垃圾标签、黄色医疗垃圾袋、扎带、挂钩、拖把桶＋拖把、扫帚＋簸箕、毛巾、含氯消毒片、含氯消毒剂浓度测试纸、水盆、喷壶、医废交接登记本
患者通道	喷壶、标本箱（与发热门诊交接）、标本交接登记本、氧气桶推车、扳手（存放柜内）、储物柜、应急灯

参考文献

[1] 李兰娟. 传染病学 [M]. 10 版. 北京 : 人民卫生出版社, 2024.

[2] 李葆华, 赵志新. 传染病护理学 [M]. 北京 : 人民卫生出版社, 2022.

[3] 董柏青, 景怀琦, 林玫, 等. 传染病预防控制技术与实践 [M]. 2 版. 北京 : 人民卫生出版社, 2020.

[4] 朱仁义, 孙晓冬, 田靓. 新发呼吸道传染病消毒与感染控制 [M]. 北京 : 人民卫生出版社, 2020.

[5] 张红梅, 刘纬华, 高飞, 等. 呼吸道传染病护理实践手册 [M]. 郑州 : 郑州大学出版社, 2021.

[6] 饶和平, 陈燕, 金祥宁. 传染病护理 [M]. 3 版. 杭州 : 浙江大学出版社, 2020.

[7] 瞿婷婷, 钟紫凤, 盛吉芳, 等. 突发呼吸道传染病医院感染防控操作手册 [M]. 杭州 : 浙江大学出版社, 2020.

[8] 陆萍, 周明琴, 叶静芬, 等. 传染性疾病健康教育手册 [M]. 杭州 : 浙江大学出版社, 2019.

[9] 尤黎明, 吴瑛. 内科护理学 [M]. 7 版. 北京 : 人民卫生出版社, 2022.

06检